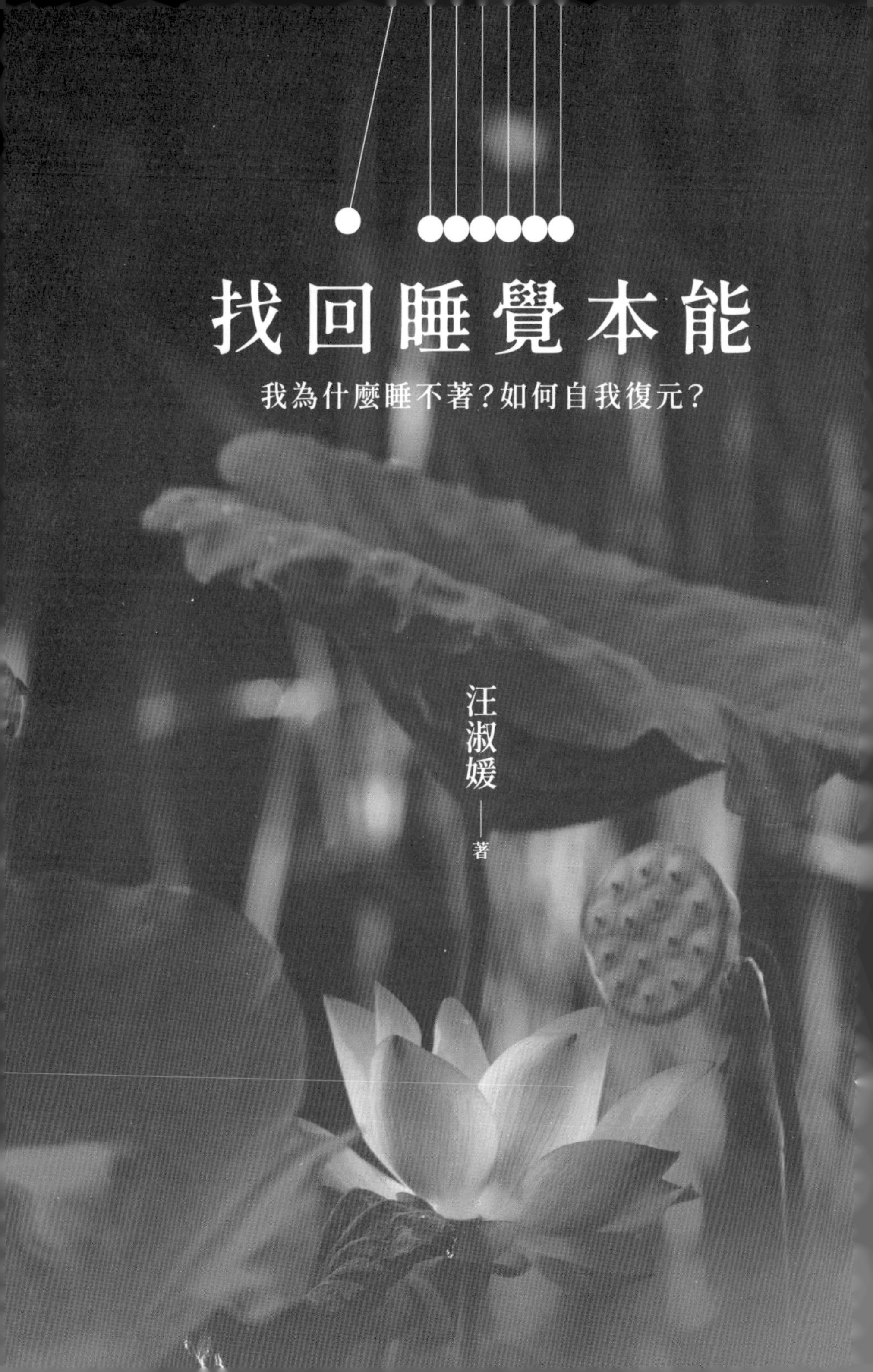

找回睡覺本能

我為什麼睡不著？如何自我復元？

汪淑媛——著

contents

〈專文推薦〉醒者，睡之；睡者，醒之　陳俊霖 009
〈專文推薦〉學問不拘泥形式　陳佩修 015
〈專文推薦〉穿越失眠魔域　賴盈青 018
〈作者序〉睡覺是重生的時機，也是靈性之所在 021

—第一章— 意外車禍撞開失眠問題 027
失眠、工作滿貫、疾病跟隨而來
倖存的一天
四十年不變的紫藤廬茶屋
魔幻之夜
與「睡不著」直球對決

—第二章— 瘟疫恐慌：死神與睡神是兄弟嗎？ 049
因疫情落單失眠的學生
樹林裡的蘭花
睡覺不是死去，是更極致地活著
安全感與獨居的挑戰
疫情大爆六週後
—第三章— 睡不著的初解析 067
身體被大腦的念頭、情緒綁架
「強迫」睡覺會驅離睡意
意識無法直接對身體休眠下指令
認識自己是同理的開始
—第四章— 關於睡覺的科學研究 077
讀《好睡》
✦睡覺到底有多重要？✦要睡多久才夠？✦深睡的重要✦夢魘、鬼壓床是怎

麼回事？✦二十元解決打呼與口乾唇裂問題✦運動飲食篇：解密魔幻之夜

讀《為什麼要睡覺？》

✦睡眠不足是文明社會普遍現象？✦快速動眼睡眠的重要性✦失眠診斷指標✦缺乏難入睡的心理因素探討✦健康睡眠守則✦努力不努力：睡覺無法被強迫

讀《恐怖的自體免疫疾病療癒聖經》——失眠也是一種免疫疾病？

閱讀總結——忽略人際關係倫理的主流睡眠研究

一第五章一 為何「我」不是我，不能想睡就睡？ 125

生存與孤獨焦慮

精神文明的綁架

未療癒的創傷

睡不著也是創傷

「受害情結」是睡覺殺手

所以，哪個「我」睡不著？

第六章 睡前可以滑手機、看書嗎？ 153
為何手機成癮？
睡前可以看書嗎？
✦我以書斷念✦什麼樣的書會踩雷？✦魚翅料理——欲望與倫理的兩難✦拆解求知貪讀的心
第七章 無意識的深層焦慮 171
對原生家庭的評價
階層混搭的曼哈頓
不耐煩被錢控制的日常
斤斤計較時間
社會階層的迷惘與解放
✦被看透的中產階級？✦因應階級落差的心理防衛✦人能突破意識形態與階層宿命，解放自由嗎？✦文化衝撞與自我修復
仍是怕死

—第八章— 一個人獨睡好嗎？ 217
獨睡會影響親密關係嗎？
兩人供奉的神祇：睡覺

—第九章— 睡覺是一個人的旅行 223
獨睡和獨立自主的關係
睡覺無人可以代勞

—第十章— 找回睡覺本能 229
睡好睡飽，頂級美容
那晚失眠卻又可愛的自己

—第十一章— 結語：睡覺是英雄之旅，是自由之地 241
努力追求自由的我
純粹地存在，無需任何條件

致謝 249

〈專文推薦〉

醒者，睡之；睡者，醒之

陳俊霖

精神科醫師的工作該說有這兩大塊：其一是讓睡不著的人睡著，以及其二，讓該清醒的人清醒。我以為，前者比較容易，撇開一些需要特別處理的睡眠相關疾病之外，在這個藥物發達的時代，開些藥讓人睡著總是容易些。後者就難了，目前為止，要讓人從醉生夢死中清醒過來的藥物，幾仍闕如。

然則睡眠終究不僅是睡著、醒來而已，一夜舒眠中，還少不了夢的存在。會與本書作者汪淑媛老師結緣，就是多年前學習夢工作的過程裡，參加她帶領的「歐曼讀夢團體」。當時在心理圈中，歐曼讀夢是個程序上淺顯易入門，深談後又不見其底的團體夢工作模式。猶記得初學過程中，我試著擔任夢者，提及一個清晨醒來前幾乎只像電話打來一句話的聲音式意象，在讀夢團體的層層擴展下，同樣能展現出豐富的聯想內容。而另一位伙伴環繞著西藏的主題，敘述一大串夢境場景，故事情節我固然不便多提，但團體討論到最後，始覺無意識裡竟像暗書了夢者正想考博士班進修的字謎：「圖博」；這更是讓我驚歎夢與無意識的力量，以及用讀夢團體集思廣益，卻又尊重夢者主體性的手法，是如此地精巧細膩。

往後這些年，臨床工作上自是少不了失眠的病患，我得坦承，在健保門診的脈絡與限制下，開立安眠藥仍占我處理失眠的大宗。勉強在這樣侷促的框架裡，我試著做一點點衛教，給幾分安撫，機緣巧合下端出一絲絲分析，看看能否幫病患搭上藥物駕駛的昏眠列車後，還有機會藉由重新訓練生理時鐘，緩解對失眠的焦慮後，再度幫病患下車、靠自己安睡。

然則在這些為睡眠所苦的病患裡面，有一部分的病患卻是因做夢所困擾。在衛教層次上，身為專業人員，自是向病患說明做夢是人類正常的現象，甚至代表著一定程度大腦還在有意義地整理資訊、固化記憶。雖然感覺到多夢常是淺眠的指標，但罪魁禍首是淺眠，而非多夢。偏偏即使我試著解釋，病患常仍直觀地把做夢當做敵人，希望我能夠開一些「不要做夢的藥」。這時，我常想起淑媛老師的讀夢團體，換我做起白日夢：希望這些人也能夠報名參加讀夢團體，並看能否有機會體會幾場夢中大有乾坤的讚歎，會不會就不再那麼痛恨做夢？會不會反而愛上夢，恨不得夜夜有夢？

沒想到，原來我冀望著能助多夢難眠者的淑媛，這些年來，自己卻正承受著失眠之苦。多年未見，再次聯絡卻是她與失眠幾番鏖戰得勝歸來後，寫下的斑斑戰史。拜讀書稿之際，看到與許多門診失眠患者相似的描述：種種擔憂焦慮、輾轉反側，不禁想穿越到淑媛失眠的早年，處方給她幾顆安眠藥，教導她一些睡眠的認知行為技巧，這可我們門診一天到晚在處理的小問題啊。

以當代的睡眠醫學來看，睡眠障礙尚有許多要考量的原因，光「國際睡眠障礙分類」（International Classification of Sleep Disorders, ICSD）就大概分了六、七大類，更遑論每一大類底下再分出一堆特定與非特定的診斷，並有橫跨精神科、神經科、胸腔內科、耳鼻喉科、家庭醫學科、心理師、護理師……等組成專研睡眠的學會；現今所知的睡眠複雜性遠超過上一代人的理解。

以此中最需要精神科、心理師介入的「精神生理性失眠」（psychophysiological insomnia, PPI）而言，可說是正常人就都存在著偶因短期壓力事件而一時失眠的「急性失眠」機制。雖說通常壓力事件過後，累過幾天沒睡好，很快就會反彈恢復好眠。然而當代社會中臨時事件機率多，慢性壓力拖得長，似乎超過許多人生理上的彈性範圍。一旦失眠的頻率上升，很容易讓人因為前幾夜不容易入睡而擔心今晚會再睡不著，又更因為擔心睡不著，而真的更容易失眠。這個滾雪球衍生出來的「焦慮×失眠」，讓睡眠問題越拖越嚴重，還不說電燈導致光週期改變、輪班制工作的增加、夜生活資源的豐富化、3C產品藍光的普及、鄰里或家人生活間的互相影響，甚至也包括影音平台的便利性，在在都影響了整個社會夜眠的生態。

許多原本輕微的入睡困難，逐步演化成對晚睡的眷戀，與對上床睡覺既愛且懼的情緒，更進而在意志鬆懈下，讓人繼而打亂原本順天而行的生理時鐘，於是睡不好而賴床晚起、日間補眠，再到晚上又更難入睡，這一連串從合理的生理機轉，糾纏出複雜的生理——心理牢結——是許多慢性失眠的基本樣貌。

如果我就這麼穿越回去，當要和淑媛解釋這一番大道理，指示她如何穩定作息週期，睡前配合放鬆或適度用藥，務必及早減少失眠的次數，才能減少對睡眠的挫折感，擋住後續的惡化。

但，且慢。淑媛自由的靈魂，可不喜歡吃安眠藥啊！我真的能及早勸得動她早點吃藥、早點穩定，反而可以早點減量恢復正常自然入睡？或者即便詳加說明，我若開藥也只是讓她在服藥入睡時更加焦慮，呼應著她書中所言，吃了安眠藥睡得更不好？而如果化學上每個分子都一模一樣的安眠藥，吃進不同心理狀態的人的肚子裡，信者真的更放鬆，不信者真的更焦慮，那麼科學實證的數字，又如何能套用在不同信念的人身上呢？

於是，淑媛選擇了一條原本從睡眠醫學可能不會建議的路：睡不著，認真思考、用力鑽研，正面用力迎戰失眠。臨床上總是希望病患睡眠思慮能單純些，做些輕鬆的，不要太動腦力的活動；殫精竭慮通常是讓大腦更難休息的大忌。

沒想到淑媛這麼另闢蹊徑、直球對決，就這麼自我分析起來，從眼前的壓力，到對潛在個性的反思，過往在疫情期間壓抑的擔憂，長遠對死亡的隱藏焦慮，既拆解了親密關係中雙方的融合與劃界，也回顧了成長過程中浸透神髓的階級習氣。事實上，這已經是進行個人分析等級的功課了。她越想清楚人生，越清醒；耐人尋味的是，或許這帶來最深層的安心，竟然讓她出我意外地越睡越好。真正看透生命而能放下執著，進而獲得好眠，回頭想來的確也有道理，只是難得有人如淑媛這樣費盡心思，自我剖析，並大方自我揭露，分享給更多的失眠者一條眾多失眠的前輩們少走的秘徑。

這秘徑讓我大為讚歎，也讓我跌破眼鏡。

這一讚歎，驚得我從穿越時空的白日夢清醒過來，雖說一睡也解千愁，但人生豈該以快速解決失眠為唯一的價值？在人類不同的時空下，或戰亂盜匪，或水火猛獸，說不定一驚即醒是福，一覺天明才是障礙呢！更何況因為與失眠搏鬥，而更真實地認識自己，身為心理人的淑媛應該更覺深有所得，失眠來時路已在雲淡風輕中。何夜無月？何夜無人失眠？但少「賢人」如淑媛耳。若當初真來幾顆安眠藥擋下後續的發展，人間將少此妙作，生命中會否又只剩吃飽睡好的平庸呢？

末了，我依舊以為前述的兩大工作，讓睡不著的人睡著還是容易些，除了過往的健康食品、藥物可資運用之外，書中淑媛又羅列與開發出各種心靈修練的技巧，以及很重要的一點，通常睡不著的人很清楚自己沒睡著，有意識地要處理失眠問題。相較之下，要讓不清醒的人清醒過來仍是困難許多，恐怕就在於還沒清醒的人更常不知道自己還沒清醒，願意好好分析自己、認識自己的人難求啊。

（本文作者為亞東紀念醫院心理健康中心主任、榮格分析師）

〈專文推薦〉

學問不拘泥形式

陳佩修

台灣諺語的「吃飯皇帝大」，其實遠不如「睡覺皇帝大」來得重要且真實。談到睡眠，我們本能的反應就是睡覺跟吃飯一樣重要。吃飯是高度自主的，吃得好或吃得少，豐儉由人，可美食也可節食；然而，睡覺可就不是那麼盡其在我的，不是睡多睡少的問題，而是根本睡不著又睡不好的人何其多啊。

其實，睡眠也可以是哲學的問題。叔本華說：「生命是向死亡討來的借貸，而睡眠，不過是繳付利息。」他更說：「睡眠是我們從那筆在死亡時才回收的資本付出的利息：利率越高、支付越按時，清償的日期就越推遲。」面對睡眠，人是平等的；莎士比亞說：「幸福的卑賤者啊，安睡吧！戴王冠的頭是不能安於他的枕席的。」能夠安睡，是多麼幸福的一件事。

除了睡不睡得著以外，睡得好不好同等重要，而做夢又是眾所周知與睡眠品質息息相關者。台灣睡眠醫學學會每年公布的全台慢性失眠盛行率很令人矚目，周邊亦不乏苦於頻繁做夢而致睡眠遭到嚴重干擾的親友，我自己也因睡眠問題做過睡眠檢測。對許多人而言，佛洛依德《夢的解析》如雷貫耳，但面對頻夢擾人，絕大多數人不會去拜讀佛氏巨著，而會尋求科普與實境書寫書籍的協助。近日有幸拜讀汪淑媛老師《找回睡覺本能》一書初稿，循著作者的思維脈絡與面對實境的自我解析，深有共鳴、大受啟發；對於如此深刻的自我探索與行動研究，完全不同學術領域的我，見賢思齊，油然而生。

淑媛老師在研究教學上的優異傑出，我早已知曉。知道她也是暢銷書作家則是近幾年的事：緣於前年在暨大學術研究獎勵審查會，淑媛獲獎的專書《好好存在：一位心理學家的療癒書寫》以及其他著作都是排行榜上的暢銷書。猶記審查會上有委員提出以「非制式學術格式」文體寫之專書能否認定為學術專書，引發討論。我因閱讀該書深感作者轉譯及普及學術的功力與貢獻，推崇作者內涵學術而形體科普的個案書寫創作，其貢獻絕不亞於格式學術性專書，獲得委員會的一致贊同。

謝謝淑媛讓我成為她的讀者，有特權先讀為快，感佩她長年致力運用讀夢團體工作方法，帶領教師、諮商師、心靈藝術工作者與社工員等專業工作者，探索潛意識，深耕實務能力，成果斐然。更令我敬佩的是，此次新書《找回睡覺本能》以創新心法，另闢蹊徑，顛覆睡眠醫學臨床建議做法，進行深刻的個人分析，精彩絕倫，其開創性令專業精神科醫生亦讚嘆不已。臨書忻喜，樂為之序。

（本文作者為國立暨南國際大學人文學院院長）

〈專文推薦〉

穿越失眠魔域

賴盈青

得知淑媛老師寫作「失眠」打算出版，並邀後輩小生的我寫序，第一時間猜想老師是希望我從臨床的觀點與經驗提供一些想法吧？雖說失眠是精神科門診很常見的主訴，而以精神醫學的生理心理評估與處理失眠也是我的工作日常；但讀著此書，我自然而然地暫把醫師角色放一邊，被書中文字帶領著，一步步與她在失眠魔域（獄？）中迷走探問。故事尾聲也豁然開朗：去年初春，她何以放開守護多年，我所屬的讀夢團體，宣布休息……。

像是禪宗的話頭，失眠由「我是誰」、「睡不著是哪個我」開始參起，深刻進入淑媛老師所稱的「陰暗面」。在她的開放與導遊中，讀者們可以從永靖鄉到員林，曼哈頓再回到台灣，認識那位鋼鐵人淑媛。因為感受到的家庭階層、缺乏與想要被愛、以及體弱的自我感，她永遠覺得時間不夠，趕不上對知識巨大的渴望；努力精進一日三醒吾身，數十年如一日到現在成果豐碩。但藉由失眠的吶喊，那個「本質偏向內外統合一致」的心，終於可以和鋼鐵人淑媛相遇。於是發現，因為想要自由而想努力掙脫，卻在雄心壯志中，再度被「努力」的盔甲綑綁而不見自由。而在發現努力作為一種防衛之外，藉由深入創痛中再訪二十九歲的「天崩地裂」與惡夢連連，可以彷彿心疼地看見那位年輕女孩，驚險面對疾病與死亡。安全感被剝奪，安心安在變得遙不可及。這一次，不安的神經系統，終於再度被探訪、安頓。

在失眠魔域中直視所有的傷心時，所幸淑媛老師有許多珍寶在手，得以安然無恙重返睡眠，也才有此書問世。寫與讀，是她過去面對許多困境時最忠誠的好友。保持好奇的閱讀，讓世界各地的大師們，手把手地傳遞面對各式難題所需的經驗學問；而在永遠不關上的WORD檔中，所有的意念、回望、質問、掙扎都可以在各種時空中被自己接納包容。同事情誼的溫暖傾聽、與Bill一起做把膠帶貼住嘴巴的可愛睡眠實驗，耐心的紫藤廬侍者所介紹的神秘GABA茶，也在寫與讀之外，添了療癒的護持。在這些包容護持中，傷心得以承接，盔甲得以卸下，而後那些追求美好的本真渴望，才能更以流動不傷害的方式滋養灌注。

當我讀完此書，再次想起決心向讀夢團體告別的淑媛老師時，那轉向本質心的身影，和埔里的群山、日月潭的綠水、員林在地早市交疊著。這是專屬淑媛老師的驚險旅程，相信只有無畏坦率的心，才願意如此細細與我們分享。

（本文作者為國泰綜合醫院精神科主治醫師）

〈作者序〉
睡覺是重生的時機，也是靈性之所在

很早就意識到自己比周圍的人都難入睡，但只要睡著仍能一覺天亮，也就不以為意。然而，隨著年歲增長，難入睡狀況逐漸嚴重，半夜醒來無法再睡的頻率也增加。因睡眠長期不足，工作量又龐大，身體常覺得被淘空般疲憊。就在大學教書第十九年之際，無法入睡問題因為各種生活壓力齊聚終於大爆發，再不解決，感覺一切都將崩解。

「寫」向來是我研究與解決問題的主要方法，打字就像走路一樣會讓我安靜沉澱，會幫我思考、分析、推敲、發現問題，幫忙開路，帶我找到答案。我開始如實紀錄觀察每天睡覺狀況，寫下睡好的滋味，睡不著的狼狽，分析這天為何能睡好，那晚又為何睡不著，同時閱讀與睡覺相關的研究，主動去理解、追蹤睡不著的原因，嘗試各種幫助入睡方法，為自己進行一場翻轉睡覺的馬拉松探索與自助，與失眠問題直球對決。

開始行動才一週，竟然就有點成效，我食髓知味不敢鬆懈，一天一天老實寫，不放棄地調整方法，持續與「睡不著」搏鬥。

跟隨睡不著問題背後因素一路探尋，檢視生命發展足跡，發現了許多深埋的焦慮恐懼，看見自己又走到人生十字路口，不得不選擇，也不得不取捨。「我」是誰？想往何處去？「我」是怎麼被創造出來的？「我」有多少個分身？究竟是哪個「我」睡不著？這些生命大哉問再次湧出，一進入疑團就像攀爬一座沒路的高山，像潛入漆黑地洞，困住許久，尤其碰到社會階層、孤獨、親密關係、生涯取捨、死亡焦慮時，卡了好久過不去。

沾黏越緊剝離越痛，防衛強就更不易卸下。只是，睡不著已威脅到生命，遇到再怎麼難纏的問題，心魔再多、再巨大，也不敢逃避掉頭，心裡明白，不好好睡覺，前方的路也走不下去。

每天清晨不間斷地以寫自我觀照，總能發現問題，化解恩怨，超渡釋放囚禁體內的孤魂幽靈，讓身體鬆一點，心自由一些。寫到迷路撞牆，就蓋上筆電，隔日再來。還好，只要寫過就會留下痕跡，「我是誰」就在字裡行間現出原形，矯情自欺、矛盾衝突、僵化偏執、受傷、自溺自殘傷人、認賊作父等等虛假不真的自己，總會越來越清晰。哪個我該走，哪個我可留，自然明朗，各自適時知所進退。

一個月又一個月持續寫，有些寫在日記裡，有些寫在這本書裡，睡不著的創傷，睡不著的慌，終漸平息。因為睡好睡透，半夜醒來的狀況也少很多，經常能一覺天亮。在經歷恐怖的失眠煎熬之後，只要能不費力睡著睡熟，醒來不知身在何方，失去了時間感不知何時，這對我而言就是奇異恩典，滿足幸福。

分析睡不著的歷史與原因，幾乎等於重新審視與自己的關係，粗淺涉獵的哲學、社會學、心理學知識全派上用場，才看見長期以來的自我苛求與壓迫，看見身體被意識價值統管。廣泛閱讀之後，也才知道世界上有大量的人與我一樣被失眠問題所困，我一點也不孤單。雖然每個人的故事與經歷都有其獨特處，但面臨的存在議題以及生命發展卻也有不少雷同。我們在與人互動的過程，皆無可避免地失去了部分的天性，妥協了部分的自己，甚至過度犧牲自我去適應他者而失衡，身心靈皆傷痕累累。

幸運的是，人有回觀與自我療癒能力，與生俱來的睡覺機制就是為了啟動自我療癒創生系統，一旦失眠，身體的自我修復系統就難以發揮。

睡覺是所有生物的本能，睡不著問題多半來自成長適應過程所累積的焦慮與過度防衛。失眠者需要的是被理解，不批判、不侵入的陪伴，而非說教或建議，而最關鍵、最有效能的陪伴者其實是自己。勇敢自我凝視，對自己溫柔一些，了解失眠是當前社會相當普遍的現象，並非僅是少數人的問題，過度的防衛自然會剝落，焦慮恐懼也會大量蒸發。好睡有可能是先天氣質，也與身體因素相關，是種天賦，但也像所有的技能，可以藉著後天的練習而精進。只是，睡覺能力與一般能力的訓練過程與心態不太相同，並非再去擁有什麼，而是反向運作還原，一次又一次練習讓念頭脫離，讓情緒溶解，能與所有的人事物暫別，回到單純的存在。

研究睡覺讓我逐漸遠離睡不著的漩渦，進而愛上睡覺、享受睡覺。對曾飽受難入睡折磨的我而言，這是人生莫大的成就與生活質地改變，幾乎是煥然重生。深夜想睡卻無法睡，隔日又有工作等著，是一種凌遲，我只稍回想那痛苦的歷程，餘悸猶存。

不過，因睡不著而不斷追究是哪個「我」不睡，竟也一併深度看見長期以來容易緊張焦慮沮喪憂鬱的「那些我」，睡不著只是這些惱人情緒的表徵之一，沿著問題找出問題的源頭，自然能更徹底坦然地面對存在議題，這麼一想，反而不覺得睡不著這麼可怕了。但願這些歷程能提供難入睡的朋友們一些參考與作伴，重新恢復睡覺本能或某種程度減輕失眠之苦。

睡覺是人體身心治療、修復、整合、重生的時機，是美好的存在，是與更高自我、更大宇宙的連結，是靈性之所在。祝福世人都能享受睡覺，在深睡的國度裡解放自由。

第一章

意外車禍撞開失眠問題

二〇二一年春，學校開學第七週，進入工作顛峰期，無法入睡的狀況又開始惡化了。嚴重失眠兩週後的週一早晨，要趕往學校上課，車還沒開出住家大樓地下車庫，就撞上坡道上的水泥柱，左邊大燈處破了一個大洞。那斜坡車道已經開了十七年，從來都沒事的！

我相當驚嚇，閃入腦海的第一念頭是「糟糕沒買車體險，要花大錢了」。平時開車謹慎小心，加上數十年的開車經驗，也就放心地僅買基本意外險。才換新車第二年就這樣莫名撞壞！更慌的是，接下來滿滿的工作行程怎麼辦？

失眠、工作滿貫、疾病跟隨而來

然而，壞事總不喜歡落單，車還沒空去修，隔天身體就跟著出狀況，喉嚨痛、發熱、咳嗽，暗暗祈禱只是普通感冒。新冠疫情已經延燒一年多，那時仍是清零政策，社區感染還未正式爆開，中南部還沒有任何本土案例，但仍覺得病毒早已四處埋伏，伺機而動。只是，我連看醫生的時間都沒有，那時快篩劑也還沒上市，無接觸史也沒理由做檢驗，只能將口罩緊緊戴上，避免將病毒傳染給他人；然後，努力撐住別倒下來。

接下來一整週除了上課，還有超級繁重的大學招生工作。連續三天，每天上課備課，夜晚熬夜緊盯著電腦，完成一百份大學推甄資料審查，週三下午四位審查委員開了五小時會議討論，緊接兩整天，面試九十八位學生。幾日的熬夜破壞了睡覺生理時鐘，一天又一天密集性的連續性失眠，只要一躺在床上就會焦慮，已連續兩週沒睡好，身體越來越虛弱，心慌如霧般從身體每個角落升起蔓延，滲透每個細胞，覺得再不睡覺，即將人間消失的感覺越來越強烈，但就是無法立即停止工作。

為了解決無法入睡的問題，我曾嘗試一點威士忌烈酒，但沒效，反而更清楚聽到心臟加速跳動聲而無法入睡。我對酒精易過敏，多次因為吃飯時喝少許酒，在一餐飯還沒結束前就開始呼吸困難，眼前昏黑，想吐。每次都在昏倒前緊急逃到廁所，又吐又瀉之後才能重新吸到氣，坐在馬桶上慢慢等視力與呼吸一點一點地恢復。

有一年到西雅圖拜訪朋友，他們晚餐習慣佐紅酒，我不太敢碰酒，就說明我的狀況，沒想到女主人也有相同的經歷，如獲知音般與我分享她的研究心得。她說只要澱粉類食物，例如飯、麵包、義大利麵，與酒精飲料同時下肚，胃腸就會快速產生大量氣體，造成呼吸困難。身體想吐或上廁所都是為了將氣體排出，讓氣流通，但邊喝酒邊吃蛋白質或非醣類食物就不會出現這問題。後來我試了幾次酒精飲料搭配魚肉蔬果，果然沒事。雖然她是猶太人，但我們對酒精食物的反應竟然類似，非常感念她解開我的困惑與恐懼。只是我對酒仍害怕，已經與噁心、想吐、呼吸困難連結制約，很少碰。以酒助眠這方法萬不得才用，沒想到還是沒用。連續失眠的夜晚太多了，很累卻睡不著的折磨已成為嚴重創傷，只要身體在床上躺平焦慮就來，無計可施，快撐不下去卻又無力改變，很絕望。

人在絕望的時候，是不是什麼都無所謂了？忍不住在學校開會時跟同事們說起睡不著的困擾——之前或許覺得失眠是無能丟臉的事，根本不會說。沒想到一位同事坦然分享第一天面試完五十位學生之後，晚上也睡不著，必須靠藥物才能入睡。她覺得來面試的學生影響了她，尤其這回學校加收五名「願景生」（家庭經濟結構相對弱勢的學生），結果有將近三十位報名爭取這五個名額。這同事非常關懷學生，總是給學生滿滿的愛，教學績優經常得獎，認真負責，非常能同理學生。

我讀了這麼多歷經逆境的學生自傳，心情必也是受影響，失眠難道也跟這個有關？幾年前還針對「替代性創傷」發表了一篇論文，論述助人者如何被他人創傷經驗影響身心健康；但在問題的當下，知識理論似乎幫助有限。感謝同事願意分享睡不著的問題，覺得孤單感少了一些，知道有人一起經歷痛苦，苦的感覺就少了一點。

又過了幾天，大學甄試結束了，但夜晚難以入睡問題毫無改善，已經持續三週了，深夜睡不著很折磨，白天體力與心情也每況愈下，日子難熬。跨出的第一步是準備去找醫生開藥救急，雖然我相當抗拒藥物，覺得任何藥物都是對身體的強烈介入，會造成體內生態的不平衡，即使普遍認為無害的維他命或健康補給品也排斥，只在病況嚴重時才會吃藥。我也害怕依賴他人，不得已才會向人求救。

但那週我仍抽不出時間去看醫生，也還不知道能找哪位醫生。接下來的週末在台北有兩整天夢工作坊，學員額滿都已繳費，是不能請假也不願請假的工作。父親從小告誡準時信守承諾的重要性，何況那是我喜歡、覺得有意義感的工作，已投入了二十多年，也是我的精神糧食。心想，只要在工作坊之前讓我熟睡一夜，就可以平安度過這一關，之後再慢慢想辦法，先處理危機再說。

想起同樣有失眠問題的同事，她一定有助眠的藥物，直接發訊息向她求救，希望能向她調用兩粒安眠藥備用。沒想到隔天同事帶了一大包各種對她有用的助眠寶物給我，紙袋裡有兩種讓肌肉放鬆的處方藥物，有舒眠茶包，助眠的益菌與膠囊，我感動莫名。學生經常跟我說起這位老師像媽媽般的巨大溫暖，終於親身體驗到。

有了多種幫助睡眠的寶物，我的焦慮感立刻降低，信心十足。也有同事建議我喝運動飲料，平衡電解質，也去買了兩罐（平時很少碰這種有糖的飲料）。人處在極度脆弱困頓的時候，很容易採納他人的經驗，對任何方法都抱著希望。當天晚餐後立刻吞了一粒屬於保健食品的助眠膠囊，十點左右睡意來了，而且一覺天亮，如久旱逢甘霖，瞬間放鬆許多，危機暫時解除。

有了一晚的睡眠，讓我有體力冒險，第二天就不想再使用助眠膠囊，害怕以後都得靠這款膠囊才能睡。我對於任何保健膠囊都畏懼、無法信任，怕依賴上癮、被控制；喔，說來說去就是怕失去自由。但諷刺的是，想睡卻睡不著本身就是一種不自由，徹底的不自由。結果那天晚上我又睡不著了，徹夜輾轉，這讓我相當害怕，一生奮鬥追求自由，竟落入這種下場，背後控制我的究竟是什麼？要怎麼拆解？

再隔一天，就得再次北上連續工作兩整天，這晚不敢逞強，晚餐後又吞了一粒膠囊，十點就早早在床上躺平準備入睡，想睡足八小時。但時間一小時一小時過，怎樣也睡不著，已經過了午夜，不得已吃了一顆同事給我的美舒（mefno），是比較不抑制腦神經活動的肌肉放鬆劑。不久，覺得身體有種輕飄感，但過了半個多小時，藥效慢慢退去，我仍沒有成功入睡，超級挫折無力，藥物是最後的希望，也落空了，很絕望。窗外天色越來越明亮，又是一個折磨無眠的孤獨暗夜，身體、精神、心情全糟透！

倖存的一天

再次整夜無眠，折騰到六點起床，連續兩夜失眠，而即將面對的是台北連續兩整天的初階夢工作坊。

清晨六點四十五分，我在老家彰化員林打包好小行李袋、背著工作包準備北上，先騎腳踏車到火車站，搭區間車到新烏日，再換高鐵到台北。因為台灣正處於百年來的大乾旱，台中斷水而回家鄉住。幾年前為了靠近家人，我整理了父母留給我的透天厝，有空就回家小住。

在小鎮生活，多數以腳踏車代步，週日清晨街道冷清，想起高中時讀台中北區的教會學校，高二那年抗拒住校決定通勤，當時火車慢、班次少、公車慢又擁擠，學校規定七點二十分前到校早自習，我必須在清晨四點半前出門，天沒亮家人正熟睡，獨自從三樓摸黑下樓，打開一片鐵門用力往上拉，直到腳踏車可以鑽出去的高度，然後將腳踏車停好，再將鐵門拉下觸底，沒有鎖上，街上每一戶人家差不多都有這種捲鐵門。媽媽從來沒給小孩鑰匙，只要家裡有人，一整天家門都不關的，摩托車腳踏車皆停在一樓也不怕被偷。廚房、浴室、與吃飯的餐桌也都在一樓，晚餐過後大家都到二樓客廳看電視時，才將鐵門拉低，直到晚上十點左右，確認全家人都回來了，爸爸或哥哥才會下樓將鐵門內鎖扣好。

回想起來，那一年通勤上學實在太猛太勇了，也覺得有點恐怖僥倖，萬一遇到壞人怎麼辦？街道雖有路燈，但有些巷口特別暗，也經常看到仍在睡覺的遊民。

相隔四十餘年後，再度在車少人稀的清晨街道，騎著腳踏車前往火車站，那一年的通車生活歷歷在目彷彿昨日，只是家人早已不住舊家。馬路邊小樓房在很多年前就已容不下快速成長的大家庭，兩個哥哥結婚同住，姪輩們一個接一個誕生，爸爸在郊區蓋大房讓全家人可以舒服共同生活，四代同堂。然而我每回經過那父母第一棟自蓋的老房，總要看一眼又一眼，直到轉頭看不見。

小鎮市中心的街道都沒變，再過四十年應該也不會變。人口密集的老市區，街道巷弄應該是不可能拓寬了，許多兒時的商店都仍在，豆花、山東大餅、素食麵、西藥房、中藥店、轉角餛飩麵攤、菜販、水果店、小書局、凸皮麵、磨刀坊、圓仔冰、雞腳凍、肉丸、鞋店、百貨服飾等等，唯一明顯改變的是火車站翻新，速度變快了，原本到台中的時間，現在到台北綽綽有餘。年輕的時候覺得家鄉落後停滯不變，無聊無趣，現在感恩一切都沒什麼改變，我的成長記憶得以保留，時間伴著陳年往事的憶起而伸展綿延。

區間車很快到新烏日，在高鐵站轉車的空檔買三明治、玉米濃湯，背著行李，一手提早餐袋，一手拿手機刷票，刻意走長長的樓梯上月台，希望強化心肺讓呼吸順暢些。進入車廂找到位置安頓好，打開早餐喝口熱湯那一刻，心情立刻放鬆許多。原來我的壓力源之一，是擔心清晨無法早起，趕不上火車，趕不上高鐵，無法準時到教室，順利完成預定的工作。這種擔心不能實現承諾的焦慮，應該滯留在潛意識裡很久了，已侵入骨髓。

結果，我九點十分就到了位於台北車站旁的「懷仁全人發展中心」教室，比所有學生早到二十分鐘。一個人在空盪的教室靜坐，意識到對教學工作的戰戰兢兢，怕無知而誤導學生，怕無能激不起學生學習興趣，怕機構困擾，怕聲譽崩毀。「害怕擔憂」會促使我全力以赴面對工作；幸運的是，至今職場生涯還算順利。

高中時期就有意識地希望未來的工作與興趣結合，我怕無聊無趣，現階段的工作也多數都仍有熱情與好奇，尤其帶領一小群人讀夢，總是精彩有趣感動滿滿，有時甚至覺得是種心靈按摩，團體結束後總是非常痛快，是另一種形式的度假。然而長期沒睡好，體力一年不如一年，即使課程好玩有成就感，也無法補償身體的消耗，疲憊感讓我漸漸無法享受工作的樂趣。

這一天下午四點半準時下課，身體累但精神是放鬆的，或許是一種倖存感，在沒睡覺的狀態下仍順利完成工作，夢工作依舊精彩，更慶幸的是，早就決定這週末要住在台北，已訂了對公教人員很友善的福華文教會館的房間。多數時候是害怕一個人住飯店，但那一天我是期待的，根本沒體力通勤。走出大樓教室，陽光明亮仍有溫度，爬上階梯過忠孝東路的天橋，YouBike站就在對面監察院人行道上。坐在室內地板一整天，身體很想曬太陽，也很渴望活動筋骨，這似乎與「發電充電」的原理有點類似，人的身體有預設自我充電機制，就是知道陽光與運動能充電，只要讓身體自由，它（祂[1]）知道要做什麼最適合生存。

自從台北有YouBike與腳踏車專用道，到台北工作都盡量騎腳踏車，對台北越來越熟悉，有更多近距離接觸，活動範圍擴大，開始喜歡這個城市。沿著中山南路往下騎，經過台大醫院，通過仁愛路、信義路、自由廣場，轉羅斯福路，切入和平東路，右轉新生南路，半小時就到了熟悉的住處。上課一整天很燒腦，又脹又熱，騎腳踏車有風，小喘，頭部逐漸放鬆降溫。

停好腳踏車，走幾步路就到飯店，單人房在八樓，進門左邊是衛浴，右邊小衣櫥，有小冰箱，煮水壺，正中間擺床，長型大書桌面對窗戶，書桌有充電插座，舒服大椅子，我需要的設備都有了。窗外是台大體育館，飯店周圍是台師大生活圈，到處是好吃好喝好玩。看了時間，已經五點半，一個月前就約了前兩本書的總編在這天晚上共餐，我們有許多的電子信往來，但只見過一次面，很期待，再怎麼累也不想取消。

距離約定的時間只剩半小時，快速打開手提包將隔日要穿的工作服取出放入衣櫥掛好除皺，另一套準備晚餐穿的寬鬆棉衣亞麻長褲平放床上，換下的工作服折好收入洗衣袋，立刻到浴室沖熱澡。飯店的蓮蓬頭水量大又強，夠熱，水柱細，打在背上很舒服，熱蒸氣大口吸入體內再深深吐氣，幾分鐘就覺得全身舒暢，裹著大浴

1 書出版前校稿時才覺得用「它」稱呼身體是不公平的，印象中「它」這個字代表沒有生命的事物，但深入研究睡覺之後，才更讚嘆身體的奧妙與生命力，我還不太確定神性的「祂」是否能貼切的代稱身體，但目前我還找不到更恰當的代稱。

巾平躺在床上閉眼休息幾分鐘，一天的疲憊感解除大半。我快速穿衣，光腳丫套入平底涼鞋，大步地走出飯店，夏日黃昏的風迎面吹來，一陣又一陣，衣服鼓起裝滿風。我喜歡飯店門口寬敞的廣場與人行道，原來風也喜歡逗留玩耍，才走幾步路就到了隔壁紫藤廬茶屋，總編已坐在角落。

四十年不變的紫藤廬茶屋

已經被列為古蹟的日式木製建築紫藤廬茶屋，我大學時代就已是相當著名的文人聚會喝茶所在，距離住的飯店僅有幾步路，雖位於車流量相當大的新生南路，但入口處在巷弄裡，進門是寬大庭院與細長如溪的池塘，有種世外桃源的寧靜閒逸，欣喜這樣的建築能在這寸土寸金的區域存留至今。大學時代曾與朋友在此聚會幾次，一群人坐在地板上，從白日聊至天黑的記憶也一同被保留下來。只沒想到都已中老了，仍喜歡這樣的地方，仍有適合在這空間聊天的朋友，與四十年前沒什麼不同。所以……時間有改變我什麼嗎？

茶屋的晚餐很簡單，一小碗飯，一片魚，少許的小菜，量不多，可能兩人都點魚，得現場烹煮，許久才出餐。與總編結識三年多甚少碰面，但要完成一本書的過程，作者在編輯面前幾乎透明難以遁逃，無須再遮掩防衛，我們有一定程度的信任與親密，說不完的話，沒有等餐的無聊。話題從書市的嚴峻與未來，慢慢談到彼此生活近況，我正面臨的失眠問題就自然出現在餐桌上，隨著睡覺問題沿藤摸瓜，不自覺地流露對工作、對人、對整個社會的厭煩，自嘲自己繼愛情憂鬱症之後，又進入工作憂鬱症，不但婉拒許多工作邀約，連學校的專職教授工作都不知道能撐到什麼時候。總編好心要幫我改善失眠問題，分享自己的經驗，教我甩手功，低頭滑手機熱心要幫我下載教學影片。

聽到甩手功，我一陣恍惚，想起三十年前陪伴照顧突然罹患重病的伴侶，後續那些年也是常甩手、太極拳、打坐、瑜伽、健康飲食、居家風水等，所有與身體健康相關的活動與知識都接觸一些，努力要挽回一切。數十年不算平靜的歲月，內外風雨才稍停不久，卻又被睡不著的烏雲團團困住，身體每況愈下，覺得一切都了無生趣，硬撐度日，即使是最熱愛的夢工作，也漸失去了興致。我有一種生命之火漸弱，再不做點什麼就要熄滅的預兆。

神奇的是，在紫藤廬的夜晚，雖然前一晚無眠，雖然一早奔波換了三種交通工具才到台北，雖然上課一整天，但夜晚餐敘時又充滿活力，有點莫名，好的空間、食物以及人與人之間親密連結，必定具有強大的療癒功能。我們繼續聊起彼此家庭生活，談到她孩子的成長與未來發展，主修發展心理學的我，對人的各階段發展都好奇，話題越來越熱，眼前餐盤食物一點不剩，連飯都吃光了，但還沒聊盡興，就想泡一壺茶繼續。我問服務人員，有沒有任何沒有咖啡因的茶，她說唯一能用茶壺泡的無咖啡因茶葉是「嘎巴」茶，兩人都沒聽過這種茶，不是中文也非英文發音，只再度向服務人員確認不會影響睡覺就點了。

服務人員端來茶水、小火爐，總編接下泡茶工作，熟練地將茶葉輕輕撥入茶壺，拿起火爐上的水壺，慢慢將熱水注滿小茶壺蓋上，水壺放回火爐繼續小火加熱，茶杯依序擺整齊，這時第一泡茶也差不多好了；她將茶倒入茶盅，接著倒入聞香杯。看著繁複又有秩序韻律的緩慢泡茶過程，會讓人專注放鬆，安靜的等待也讓茶變得好喝。茶的味道與普洱茶有點接近，但與烏龍茶同樣是完好的葉片。我小杯小杯入口，口腔、喉嚨、氣管、腸道、腹腔都是溫熱的茶香，很舒服。但仍有小擔憂，儘管服務人員一再保證無咖啡因。

我們一直聊到櫃臺人員過來結帳了，才發現已過九點，屋內客人都已離去，不好再留。兩人緩緩走到辛亥路與新生南路交叉口的公車站牌，總編上車後我走回飯店，初夏的風依舊在寬廣人行道熱鬧地旋轉舞蹈，彷彿悶了很久終於釋放的雀躍，到了夜晚仍停不下來。

我感恩一天工作順利，有非常優質的讀夢伙伴，有可以深談的朋友，好吃的晚餐，好喝的茶，乾淨舒適的住處，想著隔日一早又可以游泳伸展身體，可以騎腳踏車穿梭在台北街頭，完全忘了前一天失眠的絕望感，也沒有一人獨居外地的空虛，更忘了晚上可能無法入睡。一進入房間，梳洗換上睡衣，就趴在床上翻開正在讀的《無聊的哲學》（*A Philosophy of Boredom*）這本書，之前正在研究和書寫「無聊」這個議題，已寫了五萬字，被睡覺問題干擾而中斷。哲學的書通常有助睡眠，沒多久就有睡意，人與書自然分離。放下書本，關燈，很快失去意識，毫不費力睡著，完全忘記幾週以來的睡不著恐懼。

魔幻之夜

隔日清晨五點半醒來，相當驚訝，覺得不可思議，怎麼這麼自然不費力就睡著，而且足足睡了八小時！一覺天亮，醒來那一刻，不知自己在哪裡，滿滿幸福感，身體輕盈有力，四周明亮清晰，像是車子進廠維修換掉舊零件機油，車體內外全部整理清洗過；很夢幻，我不清楚發生了什麼事。

十多年前（二〇〇八年春），就是在福華文教會館的單人小房間爆發恐慌症，英文稱「恐慌突擊」（panic attack），真的很突然，剎那間覺得呼吸困難，總覺得吸不足氣，無法睡，心跳加快，身體乏力，覺得快死了。那一夜父親病重，住進嘉義大林慈濟醫院的加護病房，而我人卡在台北工作無法立刻回家，不知如何是好，夜晚久久無法入睡，壓力跨過身體能承受的底線，半夜一點多獨自搭計程車到醫院掛急診。

確認得了恐慌症時，非常不甘心，這個不甘心激出戰鬥意志，決意要面對各種恐懼、各種害怕，一年又一年不停止地問自己在怕什麼。一意識到害怕情緒出現，就立刻披上戰甲窮追不捨要找出幕後真相，就此奮戰了十多年。原本已有足夠信心，即使仍有焦慮害怕，但強度應該都不至於達到恐慌失能的程度了。

然而，這回連續兩三週無法睡好，恐慌症似乎又蠢蠢欲動，隨時伺機來襲。而情境同樣是連續兩天的讀夢工作坊，同一個飯店，一模一樣的房間，而且前兩天已經沒睡，若再一晚睡不著，那真的會很慘，我再度讓自己步入險境，但也不想逃，逃避經常會繁殖衍生更多的畏懼。我將同事給我的茶包、膠囊、藥全部帶在身邊備用，但完全沒用上，一覺醒來彷彿從很遙遠的地方旅行度假回來，困惑不敢相信，這麼好的事怎麼就發生了。

六點飯店健身房開門，先去地下室泳池游半小時，熱水池按摩十分鐘，回房沖澡，煮熱水泡咖啡，從小冰箱取出前一天夢友賴醫師專程送到上課教室的一盒司康當早餐。飯店有早餐，但我想游泳又想騎腳踏車，時間不夠用，就不在餐廳用餐。八點半打包退房，走到對面YouBike站取車，週日早晨台北空氣挺好，有風，沿著大安森林公園，左轉信義路，右轉中山南路，穿過凱達格蘭大道，第一次發現我的上司教育部原來就在中山南路上。我對台北實在太陌生，沒想到將近花甲之年，會開始對台北好奇，覺得台北頻頻向我放電。

騎了四十分鐘左右抵達監察院旁的YouBike站，九點半準時到教室，一整天上課精神都很好，課程很順，夢從不讓人失望，願意花錢主動到「懷仁全人發展中心」上課的學生也都很棒。黃昏從台北搭高鐵到台中，轉台鐵南下員林，再騎十分鐘腳踏車回家，一點也不累，反而有小度假煥然一新的清爽。人生怎麼可以在瞬間變化如此之大，天堂與地獄的距離有這麼近嗎？這是怎麼回事？

與「睡不著」直球對決

長期受社會科學的訓練，我深信事出必有因，魔幻之夜不會無端出現，我擔心好運很快就會消失，若能找到其中奧秘，對未來睡眠問題必有幫助。回想與總編在紫藤廬餐敘喝茶的夜晚，除了白天完成了難度頗高的工作，夜晚與可以深聊的朋友愉快共餐之外，我想起那天晚上喝的茶。我們暢聊到九點，店家準備打烊了才結束，我仍對晚上喝那麼多茶有點戒心，離開時，特別請櫃臺人員寫下茶名，原來是羅馬拼音GABA，然後兩人自然戴上口罩走在新生南路寬大的人行道繼續聊，不久，聞到口罩裡有茶香，是舒服放鬆的味道。之後，果然如茶屋服務人員保證，不影響睡眠。

好奇上網搜尋，才知道GABA是一種神經傳導物質，米、青菜、動物、人體內都有，能抑制大腦過度興奮，可消除緊張，讓人放鬆，原來那天的晚餐有米有菜有魚，口味清淡量不多，都是含有GABA助眠的食物。而GABA茶在台灣又稱「佳葉龍茶」，是日本籍津志田藤於一九八六年發現，在真空中的茶葉會發生變化，若將茶菁放在無氧的空間，會製造出高含量的GABA，台灣已取得技術量產，立刻網購四盒。

搜尋一輪之後，覺得自己又多了一項助眠寶物、一點新知，關於睡覺的種種知識，我都好奇有興趣。但我仍不確定，GABA茶在那天晚上究竟扮演了幾分的助力，應該還有諸多因素，譬如壓力解除身體會自動補眠，有談得來的朋友一起吃晚餐，很放鬆等等。我決定有系統地學習關於睡覺的種種知識與幫助入睡的小策略，也想學習即使睡不著也別怕，焦慮才真正讓人難受。睡不著時，隨之而來的害怕、沮喪、挫折、生氣或其他負面的情緒，讓入睡更遙遙無期。我開始在WORD開了一個新檔案，專門來研究睡覺問題，準備一探究竟。

書寫是思考與解決問題的方法，從學術訓練出的直覺知道，睡好睡不好皆非偶然，必有因果路徑，有其道理，只要開始尊重睡覺、重視睡覺，就自然會發現助眠的知識與方法，就像所有的專業能力訓練過程，是可以努力得來的。不過，寫了一兩週之後就已隱約發現，睡覺能力與一般能力的習得過程不同，並非去得到什麼、去抓取什麼，而是反向地還原之前的習性，練習讓念頭脫離，讓情緒溶解，與一切擁有及周圍一切人事物暫別。

影響睡眠因素大略可分為物質與精神心理面向。物質包括進入體內的各種食物、飲料、或人工合成藥物，直接影響身體；外在環境氛圍、味道、聲音、光線，都能刺激身體視覺、聽覺、嗅覺、觸覺的物質，也與入睡問題相關。此外勞動或運動消耗體力，白天運動曬點太陽，都會讓身體疲憊自然想睡。除了物質層次之外，精神心理是否能放鬆亦是關鍵，為了適應生存，大腦總不停地想東想西，有時情緒激動，包括緊張、焦慮、興奮、悲傷等無法止息，即使身體已經很累了，但仍會被思想情緒控制，無法入睡；得練習放下。雖然這些都是經常被報導的常識，但要化為具體行動，養成習慣卻是另一番功夫。

神奇的是，開了檔案書寫睡覺的各種議題之後才一兩週，睡眠品質就有明顯地進步，沒有使用藥物、酒精或任何助眠保健食品，這相當激勵我繼續。除了寫，在生活上也小心翼翼，晚餐後偶而會喝無咖啡因的洋甘菊、南非國寶茶、或GABA茶，溫熱五藏六腑，十點左右已經在臥房準備，睡前會躺床邊的沙發上讀幾頁想讀的書，不久書頁就會模糊，告知睡意已來。但我仍沒有足夠安全感，不知這樣的情形能維持多久，擔心漠視睡覺的態度又會現形，或者再遇到生活挑戰就淪陷。

我像驚弓之鳥，「為什麼睡不著？」這個檔案彷彿是我的救生浮木，就放在電腦螢幕下方工作列、從不關閉，每天繼續研究閱讀、繼續寫、繼續觀察，持續改良方法，很像進行一場睡覺的行動研究。我心裡有數，得浸泡夠久才能成為習慣，才能重建並穩固神經迴路，過去也曾經努力過，但睡不著問題一再復發。而越是深入探究越是好奇，不解人從有生命開始就會自然睡覺，這天生被賦予的能力是怎麼被破壞的？我一旦進入疑團，就不輕易抽離，雖然還不知道敵人的樣子，更不知道敵人在哪裡，但我相信好奇、老實地持續寫，必會為我開路、找路。

第二章

瘟疫恐慌：死神與睡神是兄弟嗎？

就在我開始寫睡覺議題的第二個月，剛過完二〇二一年的母親節，台灣發現**Delta**新冠病毒進入社區，不到一週病毒快速繁殖，感染的人數從個位數快速竄升至百位數，短短兩週已經累計數千人染疫。雖以雙北為主，但全台各地都有案例，我家鄉南彰化也是重災區，任職的大學當週就宣布全面視訊上課。病毒以迅雷不及掩耳的速度竄流全台，中小學快速停課，政府宣布三級警戒，我與**Bill**在二度爆發前已經預約好自費打疫苗，但隨著疫情快速變化而被取消。

不過，即使還沒有疫苗可打，我的驚慌程度比起前一年在紐約過春節時，首度聽到中國武漢市因不明病毒傳播而封城的消息鎮靜許多。當時預測人口一千萬人的武漢突然封城，社會必定大亂，相當恐怖；基本民生問題一旦出狀況，就會有生存危機與暴力。我預感病毒將快速傳到紐約與台灣，但紐約政府當時並沒有任何政策與預防，口罩缺貨幾週也沒人抗議，政府與民眾完全沒當一回事。還好我們只在紐約停留三週，在台灣尚未全面封鎖國門之前，順利回國。

在台灣經過了一年半與疫情共處的摸索，似乎能從容因應，比起在紐約的無助不安，我相信台灣政府、醫療團隊、社會大眾的防疫能力；因為信任、有安全感，睡不著的問題並沒有因疫情升高而惡化。雖然每天追蹤疫情發展，使用手機的時間遽增，注意力也被疫情與社會動盪不安壟斷，但因不必外出工作，面對面的人際互動也大量減少，反而比之前東奔西跑忙碌匆匆的生活平穩，才明顯看見我有大半的壓力來自過量的工作與人際關係，與睡不著密切相關。

疫情爆發的第一週，與前一波現象類似，許多人仍到超市賣場搶購民生用品，這是恐慌下的行為，但有了一年多的經驗，我一點都不擔心會有民生物資缺乏的問題，就像颱風來的前夕絕不會去超市採購備糧。如我所料，物資搶購問題幾天後就結束。但很快地，全國各級學校視訊上課，許多公共與私人活動場所關閉，除了部分上班族之外，多數人都必須回到家裡遠距上班。

大疫時代，能待在家工作，生計不受影響，特別覺得幸運感恩。我似乎頗能適應視訊上課，只要確實掌握每個學生的表情、眼神，啟動同學之間的對話，班級動力並不輸於實體課程。但是，每上完一門課，都覺得精疲力盡。還好已學了多種方法恢復體力，前一年疫情期間，將無法出國的機票退費換專業跑步機，只要慢跑或快走四十分鐘，擦乾汗水，靜坐一下，沖澡換乾淨衣服，燒腦疲累就會慢慢恢復。也喜歡切菜煮飯、打掃整理家務、帶小狗到鎮郊無人之處散步、寫讀、或到附近小山丘走走，即使是全國三級警戒，也不無聊煩悶。或許是知道自己可以適應閉關不社交的生活，疫情再度爆發並沒太慌亂，睡眠質量反而持續變好。

因疫情落單失眠的學生

那個學期在大學部開授「心理衛生」課程，剛開學幾週，許多人上課沒精神，沒多久就開始頻頻打瞌睡；他們難受，我看了也難過。詢問之後，發現他們多數晚上相當晚睡，打電玩、追劇、開小組會議、群聚聊天等，完全不把睡覺當一回事。但也有不少人因焦慮緊張難以入睡，因而用了一兩堂課介紹關於睡覺與身心疾病的關係，想先改善學生嚴重缺乏睡眠的問題。

我教學的重心，並非僅是理解既有知識，更希望學生能有實踐力，知識經過自身體驗之後，才能真懂助人助己。剛好我自己正在經歷睡不著的危機顛峰，就帶學生一起克服睡覺障礙，從自我觀察分析，深入認識自己的精神心理狀態著手，但不強迫，只要他們願意寫，願意表達，就進一步與他們對話。學生越來越有反應，更多的眼神與我交會、注意力的時間拉長、打瞌睡的人漸少。然而到了學期中，疫情突然快速擴散，緊張恐慌變化多端的社會氛圍，也影響了許多學生身心狀態，有一天讀到一位學生[2]的報告寫說：

我從以前都還蠻容易入睡的，我從未想過疫情對我的打擊如此大，半夜躺在床上眼淚不停地流，情緒波濤洶湧……我好無助，心理壓力巨大，向他人訴說卻感覺他人並沒有這類問題，無法理解我心中的壓力，因此我想藉由寫心得報告來釐清疫情對我心理所造成的壓力。

所有的事情都在短短幾天內爆發。學校宣布遠距，頓時我必須待在埔里的義務沒了，緊接著就是無止境的煎熬是否要回家。回到當時的情境，隨著一天一天確診者數量的爆增，想回家的想法也越來越強烈，各種負面及不安的情緒找上我，假如在北部的家人確診怎麼辦，現在的我不是應該陪伴在家人身邊？難道我在家人與自己之間做選擇、我選擇的是自己的安全嗎？自私的形容詞就突然浮現在腦海中。

遠距上課後許多大學生也就都回家，冥冥之中這對我來說也是一種壓力，宿舍只剩我一個人，那幾天獨自一人在宿舍我發現非常難熬。因為疫情與他人的互動減少使我產生不少焦慮感，我每天都想出門下山找朋友，一個人的獨處使我很不安，

2 已徵得寫此篇報告的大學生同意引述刊出。

整個社會環境也使我焦慮，最糟糕的是我的睡眠……

我發現為了得到一個睡眠良好的夜晚，我需要放棄前一晚的睡眠，如此才能確保我後面那個夜晚夠累足以讓我一覺好眠。

我非常在意他人的看法以及人與人之間的互動，而我認為疫情使人與人之間產生了不信任、懷疑和距離，當時我會對回家如此焦慮也是，因為我怕我回家之後就會被他人貼上標籤，就算他人沒有表現出來……。

讀到「為了得到一個睡眠良好的夜晚，我需要放棄前一晚的睡眠」時，心很揪酸。得讓身體累到極限才能睡著，我也常經歷這樣的折磨。而這並非唯一被疫情衝擊無法睡好的例子，從每週閱讀學生心得報告得知，有好幾位同學也有類似狀況，也有學生有一些感冒的症狀，很擔心自己染疫但又不敢到醫院檢查，也不敢讓家人知道而無法睡，我不知有什麼快速的方法可以讓學生的心安定下來，也不知如何恰當地回應學生。直接分享自己如何克服睡覺的方法對學生不一定有用，總覺得失眠者更需要的是被理解、不被評價，而非直接說道理與建議，但我該怎麼做？

樹林裡的蘭花

這是一場讓人畏懼的世紀瘟疫，已奪走了數百萬人的生命，死亡的陰影籠罩著每個人，即使我比學生年長四十歲，還是有著死亡焦慮，不覺得此刻有能力從容接受人生就到此為止了。學生的恐懼也是我的恐懼，也是許許多多人的恐懼，我無法對學生說出「你別怕、你不用怕」這樣廉價的安慰。但我知道，只要能睡著，怕就不會那麼強烈，身體可以隔離現實趁機休息復元，重新整理裝備因應危機。「怕」是一種情緒，雖然是有功能的，告知我們環境有危險，讓我們提前準備因應，但只要處在恐懼狀態，就難以入睡。所以，感覺與睡眠如何各司其職相安共處？

那週雖然已改視訊上課，但仍必須回學校處理一些事情。沒有學生的校園空蕩寂靜，病毒阻斷人潮流動，或許也就在此時，內心的躁動才能清楚被聽到看到。我刻意走入通往老師宿舍的香楠樹林步道，過去住在學校宿舍的十四年中，Bill在那條小徑兩旁樹上種了數不盡的蘭花，每個月都有不同品種的蘭花綻放，有自己的節氣。我拿著手機穿梭樹林，一株株盛開的蘭花吸引我靠近，它們安靜地活著，毫不受外在世界的影響。

樹林步道與蘭花讓我思緒慢慢安靜，走到步道終點，就在離出口不處遠，看見一棵完全不記得它存在的蘭花正盛開，多年的風吹雨打、蟲咬細菌侵襲、乾旱酷夏嚴冬，無論外在環境怎麼挑戰，仍活得出色亮麗。那一刻，不知如何協助學生的沉悶，像石頭壓在肩上幾天，突然就鬆開掉落。

林裡的蘭花傲然展示安靜、強韌的生命力，表面低調如如不動，實則生機盎然，我似乎清楚接收到蘭花送出的訊號：只要心定，什麼樣的苦難都會過去，若能清楚看見宇宙生態運行的規則，知道人生是怎麼回事，有覺知、有預備地去承受生命的無常悲歡，就不會有那麼大的震驚與抗拒，恐懼自然會減緩。心的焦慮、失落、無希望感，才是存在的最大敵人。我寫下這一刻的心境，拍下這株蘭花，在臉書上分享，希望能陪伴一些人。

睡覺不是死去，是更極致地活著

課堂上，我帶領大學生一起讀存在主義取向的精神科醫師亞隆[3]的《叔本華的眼淚》，書裡有一段話讓我對睡覺有很不同的看見，作者從叔本華的觀點寫說：

死亡遠比我們一般以為更為常見，我們不但每天在睡眠或失去意識的狀態嘗到死亡的滋味，更在出生之前就經歷永恆的空無。（頁402）

這段話讓我有所悟，但也有質疑。我的領悟是，睡覺若如叔本華所形容，是某種程度的死亡狀態，那麼喜歡睡覺、能享受睡覺、可輕易入睡的人，是否對死亡沒有那麼強烈的焦慮？比較容易斷捨日常生活的得失糾葛，不抗拒、不掙扎就能進入無意識的睡眠狀態？或者，另一個極端則是根本無法察覺自己的死亡恐懼？由於恐懼會產生逃避的防衛機制，若盡快將死亡的足跡湮滅，就能逃避遺忘，持續將死亡恐懼推擠至潛意識深處，再也無法意識到。

醫院是死亡最頻繁的地方，但我們通常都看不見醫療專業人員讓病人在深夜無人時拔管終結生命、有特殊通道與專門人員快速處理，整個社會相當合作同心消滅死亡足跡、不談死亡、逃避死亡，以至於恐懼死亡成為集體潛意識。所以，能快速睡著的人，若不是已接受死亡、是悟道者，要不然就是極端地無法覺知潛藏的死亡

3 Irvin D. Yalom（易之新譯，2005），《叔本華的眼淚》，台北：心靈工坊。

恐懼。

然而，瘟疫是死神的巨大舞台，沒有人能躲避、不觀看這場演出，潛藏的死亡恐懼在這個時刻突破了防衛機制而竄出，讓人措手不及難以因應，失眠隨之而至。

而我的質疑是，失去意識的睡眠狀態與死亡是雷同的嗎？這似乎是無法研究的問題，死亡無法體驗，真正的死亡是無法復活的。不過我們通常以死亡象徵沉寂無感，若以此刻板印象為觀點，我並不認同睡著等於死亡。開始用心感受睡覺的滋味後，反而覺得睡覺是更全方位開展地活著，像是漫遊在無盡無邊的宇宙太空，時間空間感消失。

有時在睡夢中，也能隱約感覺到自己正在轉化蛻變，或者在進行一場大型的手術，打通全身經脈。無論是深睡或處於有感的夢境，進入睡眠狀態其實是處在一個活生生蹦跳的世界，相當奧妙神奇，並非陰森絕望的死亡。雖然不是每個晚上都能有如此美好的感受，也有些時候情緒更強烈，例如惡夢驚嚇而醒來，夢中的感覺比清醒時澎湃，但無論是平靜或激動，處於睡覺狀態時，我們的身體、心靈、大腦都是非常地活躍，只是意識暫時休眠而已。

總之，睡覺不是死去，我覺得是更清醒地、更恣意地活著，睡覺的功用不僅是要幫我們存活下去，睡覺本身就是美好的存在。這種特別的體驗讓我愛上睡覺、尊重睡覺，開始與睡覺建立親密關係，是逐漸改善睡眠品質的關鍵。

安全感與獨居的挑戰

不過從學生的報告，我發現睡不著的原因並非僅是與病毒連結的死亡恐懼，能不能入睡、睡得好不好，與清醒時的身心靈狀態密切相關。死亡對剛滿二十歲、身體健康的年輕人是模糊不明的，會睡不著有其他心理情緒因素，例如是對家人的擔憂、內疚感與孤單，「我非常在意他人的看法以及人與人之間的互動」她說。她家人住在疫情最嚴重的北部，學校位於並無疫情的南投埔里，當學校宣布全部課程以視訊上課時，由於考量自己的安全而選擇留在宿舍，沒有立刻回家與陷入疫區的家人共患難，這讓她覺得自私，因心虛愧疚而自我攻擊，藉以平衡內疚感。另外一個煎熬，是宿舍的室友都離開了，只剩她一人，無法適應突然一個人的獨處，恐懼不安隨之而來。

要幫助學生卸除內疚感比較容易，但要克服獨睡的害怕卻非短時間可以做到。我徵求這位學生的同意，在大家並不知道是誰的問題下，邀請課堂上同學發表對這問題的看法。有多位同學指出，在這種情況，回家也無法幫家人，反而增加群聚的風險。在不傷害任何人的情況下，保護自己怎算是自私呢？經過幾回對話之後，同學下課後告訴我，她覺得被了解與支持，不再內疚。不過，幾天後還是回到北部家人身邊，因為她害怕孤獨；回到家，與家人同在，心情安定，自然有安全感，睡不著的問題就不見了。這顯示另一個影響睡眠的關鍵因素是安全感，獨居並不容易。

人很難獨自生存，尤其還沒成年之前更是不可能，必須依附在關係與群體中。以團體的力量因應天災人禍，生存機率自然比較高，但個人也相對會失去一些自由。獨處能力是慢慢磨練出來的，並非每個人都能學習到這樣的能力。有些人日夜都活在關係裡，獨處的機會很少，不曾擁有過自己的房間，不曾一人獨睡，也還沒有發展出獨處的需求，無法區辨是喜歡獨處或害怕獨處，與同住者的關係起伏就成為睡眠品質好壞的關鍵因素。

我獨處能力的發展相當慢，也頗痛苦。因為在大家庭成長，一直到了高中住學校宿舍，才第一次獨睡一張床，有完全屬於自己的棉被。那感覺很奇異，床很小，而且是上舖，雖然房間小而且有七位室友，但睡覺的時候覺得彼此距離很遠，尤其我睡在上舖看著天花板時，還是有種四周無人的孤單；不害怕，但會很想家。住校第一學期很難熬，雖然每個週末都回家，有時黃昏在學校操場散步背英文單字片語，聽到學校圍牆附近傳來的車聲就突然鼻酸眼濕，偶爾還會在角落處偷偷哭一場。每週六中午放學，在學校簡單吃完中餐，就急著趕回家。從學校搭公車到台中火車站，換普通火車到員林，然後大步走回家，大約要兩小時，這一路都很興奮。

離家一週對家的思念累積到高點。然而一直在家的父母兄姊對我的感覺似乎沒什麼變化，持續忙著日常，沒印象有人特別等我回來，問我這週在學校的情況，沒有人會因為我不在家六天而對我產生好奇。父母哥姊六個大人都很忙，有自己的世界，而我也很快就習慣，沒特別覺得失落自憐，反正晚餐全家都會一起吃飯。回到家通常才下午三、四點，趁天黑前騎腳踏車到處逛逛，甚至騎到幾公里外的永靖找外婆。我在外婆家出生成長，八歲才搬離，有好多年，一直將外婆家當作我的故鄉。

在當了異鄉人之後，才能品味之前覺得平凡無奇的家鄉，之前已經無感的小鎮氣味、人潮、聲音、小吃、街頭巷弄以及鄉村的稻田、菜園結實累累的果樹，立刻填補在外地生活的渺小與斷裂感。不過，一學期過後，就比較沒有那麼急著回家了，週六下午會到學校禮堂看電影，或在台中火車站附近逛逛，去第一市場吃一大盤有好多種水果、大豆與酸酸甜甜蜜餞（醃製水果梅李）的蜜豆冰。

高三時，與準備考大學的二姊，一起在台中水湳空軍眷村租房，我們分住兩房，是房東在庭院空地加蓋給小孩住的，只開一個門與院子相通，後來小孩都長大搬出才將空房出租。我有自己的獨立小床書桌，自己的獨立空間，不過姊姊出入要經過我的房間——她的房間與我房間相通也沒有門，隨時都可以走進走出。這是我人生第一次幾乎擁有自己的房間，也是很特別的眷村生活體驗。房東媽媽人好又很會燒菜，我們三餐都搭伙，中午帶便當。

大學在台北外雙溪就讀，大一住八人一間的校舍，大二搬出宿舍與一位朋友分租一房，那個經濟還普遍匱乏的時代，少有學生有能力自己租一個房間。即使大學剛畢業在台北工作那幾年，薪水微薄，也選擇與朋友同租一個上下鋪的房間。原來，要有自己的房間，不僅是意識形態問題，也是需要經濟條件的。原生家庭若沒有足夠的經濟力提供小孩有自己的房間，或像歐美白種人的價值觀，刻意地從小訓練小孩獨睡獨處能力，長大了要能自在地享受獨自睡覺吃飯，挑戰恐怕不小。

大學畢業後在台北工作那幾年，無論回家或租屋在外，仍不曾有過屬於自己的獨立房間。幾年後與交往多年的伴侶訂婚，一起飛往美國讀研究所過生活，如果人生一切無風無浪，我們完成學位，結婚生兒育女，我大概至今也不會有自己的房間，自己獨自睡覺的體驗。只是，人生的際遇並非都能自己作主的，就像病毒狂掃世界每個角落，誰也擋不了。二十九歲那年，人生開始風起雲湧、天崩地裂，從此被動地經歷各式各樣的獨處與獨居。

往後整整十年，我在紐約台灣兩地頻繁往返，斷斷續續一個人在美國修課寫論文，博士學位十年才完成。在沒有過自己獨睡的經驗下，直接跳級「獨居」，一個人在紐澤西小鎮郊區獨門獨院的房子住一學期，從冰天雪地的冬季住到暑假來臨，一邊通勤到曼哈頓上課上班，一邊準備博士資格考試，白天忙碌或專注讀書寫報告，紐約公共古典音樂頻道永遠開著，並不覺得害怕，但到了夜晚睡覺四周寂靜暗黑時總有恐懼感，害怕壞人破門而入，常半夜惡夢驚醒。

這些極限挑戰對自我概念衝擊很大，人生領悟特別深。然而，即使收穫再多，獨居期間生活再怎麼充實，至今我仍沒有欲望與勇氣再次住在周圍數公里都沒有熟人的荒郊野外。我只在那郊區房子獨自住一學期，之後回學校讀書都住在曼哈頓的紐約大學宿舍或公寓大樓裡，同樓層有認識的同學或大門有警衛，在不害怕有壞人威脅下，才能開始感受獨居的好處。

回想過去自己獨睡獨居的感受，很能同理我的學生一個人住在宿舍的害怕，她必然也是經過理性的考量，在各種怕中選擇比較不怕的，一步一步測試自己，挑戰自己的限制，果真受不了，就轉彎也不晚。這很微妙，不是真的什麼都不怕，是可以容忍了，帶著一點怕，還是往前走下去。人生不都如此，疫情籠罩下，也只能在怕中前行，謹慎因應，與危機共處，體驗不一樣的生命風光。

疫情大爆六週後

二〇二一年暑假，疫情還在狂燒，政府繼續延長全國三級警戒至七月十二日。台灣社會不僅要因應瘟疫危機，政治動盪也如海嘯般席捲而來。我花了許多時間在追蹤疫情與政治變化，很擔心台灣的自由開放會被喜好權力與無良的政治人物破壞了，威權者會利用人們的恐懼，以穩定社會危機為理由再度走向極權高壓與腐敗。但是平時甚少投入政治活動，無論怎麼在意關心，面對大環境變化還是無力的。

學期末最後一週，雖然課程改為視訊上課，但學生比實體課程更開放，主動發言分享。難道是危機現前，生命無常感逼近，所以學生想親近自己、珍惜當下？還是因為視訊，在自己熟悉的空間沒直接與人接觸，反而比較有安全感而更有勇氣揭露自己？或者是因為二十個學生的小班級，電腦螢幕上可以清楚看見彼此的臉，大家比較專注？還是我每週以電郵個別回應學生的作業書寫，用文字與他們對話，因而與學生更親密？也許以上皆是。總之，同學間的連結感越來越強，討論也有火花不冷場，最後的期末分享精彩令人感動。能好好結束一門課，實在很放鬆。原來教學一直是壓力源，雖然也讓人興奮感動，但挑戰一直在，焦慮不曾止息。

即使疫情與大環境的動盪仍讓我煩憂，但因對睡覺議題的重視與高度好奇而轉移注意力，生活有焦點重心，九點左右盡量將手機轉到飛航模式，不再與外面世界連結，以書取代手機，若眼睛已經疲累仍無睡意，就靜坐。閱讀與打坐過程，總會讓心慢慢安靜下來，身體逐漸放鬆舒服時，就比較不介意睡著或睡不著，也許當下已無缺，不急著一定要睡著。弔詭的是，當心鬆大腦不用力，睡意就來，只要大腦放下掌控權，身體很知道需要什麼，而只要睡好，無名的焦慮與沮喪感都會明顯減少。

我初嚐睡覺的美好，卻擔憂這情況隨時會消失，如獲得天使魔法相助的灰姑娘變身為美麗公主，但一到午夜十二點就要現出原形。我不敢鬆懈，持續每天早上醒來第一件事紀錄分析前一夜的睡覺狀況，斷斷續續地寫與思索，也更積極搜尋閱讀關於睡覺的知識，想更徹底面對難入睡問題，希望能學會天使的魔法。

第三章

睡不著的初解析

每天書寫睡覺問題幾個月後，睡不著的情況已緩和許多，危機暫除，覺得生理時鐘已穩定，習慣漸漸成型，到了這個階段，對於為何睡不著已有了以下幾點初步心得。

身體被大腦的念頭、情緒綁架

我睡不著最明顯的原因是身體需求被旺盛的大腦活動淹沒，更具體地說，被無法放下的意識形態、欲望、生活問題、人際張力、工作壓力、以及各種情緒困擾侵占，要根本地解決睡眠問題，得想辦法讓身體從大腦的控制與情緒紛擾中解放出來。思考、感受、慾念、得失心——即使是想睡好的渴望都是一種念頭——都得放下，身體才能自由。其實身體是很厲害的，只要大腦意識不過度介入，就會依需要自動調節所需的睡眠時間，一旦能恢復自主，不被意識壓迫，睡覺問題自然跟著解決。但這個概念只要有失眠經驗的人都懂，比較麻煩的技術問題是：如何讓大腦安靜下來，別繼續綑綁身體。

大腦思維涉及整個生命價值與生活方式，相當複雜，而且很弔詭，即使以為沒在想什麼，唯一想的是讓大腦安靜下來，急著要睡著就是一種念頭、一種要求、一種想望，就足以繼續讓身體緊繃。難的是，要察覺自己正在用力勉強自己睡覺，並不容易，想要睡著的欲望太強烈了，反而看不見放不下。尤其，當「努力」已經成為一種價值，一種生活習慣，已經無處不在時，即使已成為入睡的障礙，也很難察覺它的存在。無論如何，能看見勉強睡反更睡不著的弔詭性，已是大躍進了，我很晚才懂這之間的矛盾。

知難行也難，如同終於知道活在當下的重要性，但怎麼做到以及維持都是另一層的功夫。我知道睡覺非常重要已經很多年了，也明白無法勉強睡覺，然而要做到不勉強，不強求，真的隨它去，一點也不容易；有時能有時不能，相當不穩定。在失眠最嚴重的期間，連盤腿靜坐的能力都失去了。因為白天太忙，太多事要煩惱要處理，一直催油加速，到了夜晚，真的無法說停就停，而且越是想停就更無法止住，必須要有緩衝區，時間空間都要預留。

失眠原因最根源的問題，或許還是與焦慮壓力有關，不過焦慮通常不會只有一個，壓力源也是四面八方，一掀開就沒了沒完。我的策略是，一次僅開一個小戰場，一個一個依著急迫性面對，莫要貪心一次解決。一方面用認知客觀自我分析覺察，一方面以閱讀、看影片、音樂、靜坐、瑜伽等各種實作活動直接中斷像電腦當機般轉不停的大腦，理性認知與放鬆活動並進效果會更好。

「強迫」睡覺會驅離睡意

開始深入去追蹤為何難入睡的原因後，有一天忽然想起國中整整三年被強迫午休睡不著的痛苦經驗，都快半世紀前的往事了。當時學校規定中午必須趴在桌上睡三十分鐘，我沒有印象睡著過，一到午睡時間就很緊張，一直希望能睡著，但就是沒辦法。睡不著的時候，通常會更急著要睡著，一旦睡不著又會生氣、沮喪、焦慮，結果就更睡不著，聽到此起彼落的同學打呼聲，既羨慕又懊惱。由於走廊會有老師巡邏打班級秩序成績，班級也有風紀股長管控，雖然無法入睡，卻只能趴著不能亂動，手腳發麻，一分一秒等到鐘聲響，相當難熬。

其實當時學校有午睡時間是很先進的觀念，可以幫助記憶與強化大腦反應，很可惜我在國中時代無法午睡，如果當時校方有睡眠的知識與方法協助學生，例如以閱讀或音樂輔助而自然入睡，我的成績可能會好些。每個人的放鬆能力、入睡的速度、儀式、對空間的需求都不同，學校執行的方法少了彈性，若能允許入睡比較慢的學生自由閱讀畫畫、安靜做喜歡的事、校園散步、或靜坐等，效果一定更好，也不至於傷害敏感型的學生。

還好，國高中時期，我並沒有印象有夜晚失眠問題，都是到了很想睡才去睡，而且很多時候是很想睡了還不能睡，必需寫作業或準備隔天考試。國中畢業之後，就不曾被強迫午睡或者一定要幾點睡，直到二十九歲在紐約東初禪寺第一次打禪七，才又體驗到整晚無法入睡、但什麼都不能做的痛苦。

禪七作息是固定的，必須十點睡，嚴格禁止任何活動，早上則四點務必起床，若無法做到，就得停止禪修，離開禪堂。當時我在紐約大學讀博班，在禪七之前，整學期我每天寫報告到深夜一兩點，隔天九點左右起床，沒注意到生理時鐘無法快速調整，結果七天禪修中的前三天，幾乎都沒睡。直到第五天，我才稍微理解越是勉強自己要放鬆，就越不能放鬆，一旦放棄努力的念頭，白天竟然就能坐穩，夜晚能睡著。放鬆這件事，身體就是不肯聽大腦指揮。

回顧過去才更清楚，我對「強迫」、「威權」、「壓迫」特別敏感，無論來自他人或自己，反彈都很大。

意識無法直接對身體休眠下指令

自我覺察是意識層面，然而，身體有自己的記憶而且是潛藏的、獨立於意識之外，不但難以察覺，還有巨大的驅力，尤其是感覺記憶。例如意識上明知道甜甜的大杯手搖飲料不健康，但身體部分感官已上癮，還是忍不住喝了，即使對健康不利。心理有各種不同需求彼此競逐，身體也是，無論身或心，或身心之間，經常處於相互角力甚至掀起內戰，意識雖然經常壓迫身體，但也未必能完全指揮控制身體。

身體的記憶與習慣必須藉著實際的行動逐步去矯正改變，有了多次成功的經驗之後，才會修正原來的建構系統。無論是從內在或外在環境改善自己與睡覺的關係，這過程無法一蹴可成。近期重讀二〇二〇年出版的《與己同在》，非常驚訝發現有兩頁專門在寫睡覺（頁40－41）。那是三年前寫的，原來早已意識到睡覺問題，也曾努力過，之後這三年仍然陸陸續續有睡不著的時候，只頻率漸少，可以忍耐，就慢慢不以為意，沒想到才一疏忽又兵敗山倒，就像在禪堂打坐，清醒了，悟了，下山不久，又開始昏沉糊塗，再一次警示我，只要不繼續修練，清明靜心是很短暫的。既有的情緒神經迴路堅實難以撼動，尤其年少時期沒什麼防衛能力，外在逆境創傷長驅直入影響基本性格，根深柢固；除非連根拔起，否則它們會隨時伺機再生。

認識自己是同理的開始

若稍微觀察周圍的嬰幼兒會發現，許多小孩在想睡的時候，並非直接就安靜入睡，而是先哭鬧一番。是否人在進入睡覺的前一刻是不舒服的，是脆弱的，是衝突矛盾、想睡又不願睡或無法睡。還是想睡時，身體會無力虛弱，因而特別焦躁沒有安全感？這時候，若有輔助的力量，例如小時候有大人抱著安撫，有兄弟姊妹的陪伴，或有搖床、有填充娃娃寵物、睡前說故事等，聽音樂等等轉移注意力的方式，比較容易安定下來。

但是，長大了，想睡又無法立即睡著時，這種不舒服或焦慮是無意識的、無名的，不能隨意哭鬧發洩或表達，因而喝點酒鬆弛神經、看書，或者有人讓電視機開著才能睡著，這些動作是否都是在轉移減低睡前的煩躁不安？

生物有壓力或有外在的威脅時，大腦會保持警覺，隨時準備因應突來的危險。

然而每個人的安全水位不同，即使是面對同樣的危機，主觀威脅感是有差異的。有人先天體質差，有人成長環境很不友善甚至曾被暴力攻擊，或者遭逢過巨大失落，每天日常活動告一段落，夜深人靜時，過去經歷的威脅與創傷恐懼會隱約再現。被忽略或壓抑的感覺，只有等到暫時安全了，可以放鬆休息了，才得以浮現被察覺。要改善睡覺品質，客觀有系統地認識自己體質以及後天成長過程，看見自己身體與心理的防衛機制，洞察外在環境的威脅與衝擊，絕對是有幫助的。理解自己獨一無二的身體與成長經驗，會減少與他人的比較，一旦對自己多一點同理，就會釋放一些焦慮，對自己溫柔友善；放鬆是入睡的關鍵。

改善失眠問題，並沒有固定的方法，必須隨著個人差異與情境不同而調整。有人也許不同意，因為藥物的使用是經過嚴格的科學檢測，有其可信度，普遍適用多數人。然而，藥物與酒精類似，多半是讓身體失去意識，抑制全身組織細胞活動，卻也讓睡覺的功能打了折扣，以麻醉或抑制的方式幫助入睡，無法促進體內的和諧平衡。幾位每天使用藥物助眠的朋友告訴我，雖然睡了八小時，但醒來還是很累，彷彿沒睡，他們不能理解為何會如此。要回答這個問題，也許得先認識睡覺時身體在做些什麼。

科學研究證實，身體各器官藉著身體不趴趴走或大腦想東想西、心動不安的時刻，積極清理體內污垢廢物、修復壞損細胞、製造新細胞、整合連結恢復運作秩序、複習白天見聞、整理歸納資訊固化記憶等。很多工作得等睡覺時才好動手，表面身體靜止不動，但體內卻相當忙碌全面啟動，為隔日醒來的現實生活做準備。酒精藥物雖然能讓大腦失去意識、停止思考，但同時也抑制或減緩修復與重建的工作。如果前一天無法睡熟睡足，廢物不能徹底排除，受傷的細胞來不及修復與重生，疲憊感自然會日復一日。

身體好壞有遺傳性，有人健康強壯，有人一出生就有基因缺陷，體力無法與周圍的人競爭而成為劣勢，這也是沒有安全感的來源。我媽從小就常叨念我不可以吃冰，因為氣管不好，吃完冰立刻會咳嗽，總提醒我體質差，經常與大我兩歲的姊姊比較，她說兩人感染到同樣的流行病，但姊姊很快就好，我就得拖很久。對於小時候生病，我的確還有些記憶，就是經常被針筒打在手掌背面，媽媽對我身體沒信心也影響了我的自信。

後來在美國讀博班期間的某次身體檢查，意外發現有先天性的地中海貧血，原來我的血紅素永遠低於正常值百分之二十左右，血液帶氧功能較弱，解釋了我過去許多挫折與力不從心的日常。例如小學經常要一百公尺賽跑比賽與測試，我跑到一半就開始落後，很挫折，總覺得不如人。或者假日媽媽要小孩們洗窗戶拖地板，但我無法持久，會頭昏疲累，永遠不如姊姊能幹有體力。

知道自己身體有不可改變的遺傳缺陷時已經三十八歲，有點晚了，因為日常累積的挫折早已經影響了自我價值感，也形塑了過度焦慮與防衛的性格，不容易改變，這當然也影響了睡眠質量而造成負向的循環。不過，即使很晚才發現，理解本身已經是很大的解放，幫助仍很大，比較能接納自己的慢與耐力差，少點自我苛責，少點自卑，對自己溫柔一些，不再過度挑戰自己或與人比較，與自己的親密關係大有進步。奇蹟的是，這也某種程度改善了與他人的關係。原來，許多對他人的厭煩不滿，是對自己不耐煩的投射，他人成為我與自己緊張關係的替罪羔羊。

重新訪視過去，探究生命質地與成長歷程，周圍環境與他者的各種侷限更清晰，也看見自己不但曾是他人的負擔，也是他人的威脅壓力源，自己並非天真無辜，那些不愉快的過去也就真的過去了。

第四章

關於睡覺的科學研究

我的睡覺知識啟蒙，應是在美國讀研究所修「認知發展」課程期間，當我讀到睡覺期間大腦仍持續在學習、整理、記憶資料時，覺得很驚奇。讀大學時，有位同學來自某大城市的第一志願高中，他說他記憶力好，平時不用讀書，只要月考前一天熬夜K書就能高分過關，高中三年總是班上前幾名，但大學聯考不知為何失常而沒考上前面的志願。

對於他的困惑，我到了美國讀教育心理學研究所時才豁然理解，大腦若沒有充足時間在睡覺時逐步消化、分類、固化白天的吸收資訊，就無法留存於長期記憶，會忘得很快。考前臨時抱佛腳的讀書方式，由於大腦沒有足夠的時間可以處理書本內容，考完試就忘了，雖然能應付隔日的月考，但記憶無法持久深化。

修完教育心理學碩士之後，我繼續攻讀發展心理學博班，寫博論期間同時向精神科醫師歐曼（Montague Ullman）學夢，由於夢發生在睡覺期間，自然會研讀睡眠相關研究。從紐約回台灣教書二十多年來，因不間斷投入讀夢實務工作，也持續注意睡眠的各種訊息與研究，一直清楚睡覺的重要性。二〇二〇至二〇二一年期間，我曾為《國語日報》寫一年「方向」專欄，其中有一篇也是關於睡覺的秘密，介紹睡覺的重要性以及夢的功能。由於是寫給小朋友讀的，我譬喻身體有不同的工作團隊在維持生存，當負責因應外在生活的團隊休息了，另一組專門清理戰場、修復損壞細胞、製造新細胞的團隊就會出場，讓身體恢復秩序並補充兵力。睡覺時間不夠或睡不好，不僅阻礙智力發展，也會影響心理衛生。許多研究已證實，人在精神疾病症狀出現之前，幾乎都有睡眠障礙問題。睡覺時，身體不但會自動修復毀損的細胞，也會檢視掃描周圍環境，透過夢境讓我們知道現況並預測後續發展。

只是，真的很尷尬，過去的這些知識並沒有讓我避開失眠之苦，也因此，當我正陷入難入睡問題時，再也提不起勁去取出放在書架上許久的兩本睡眠新書閱讀。其中一本是《好睡：新的睡眠科學與醫學》[4]，是一起讀夢多年的朋友送的；另一本是英文版的"*Why We Sleep: Unlocking the Power of Sleep and Dreams*"[5]，作者沃克是美國柏克萊大學腦神經與心理學教授，是當代關於睡眠研究的暢銷書，深具影響力。Bill多年前就買這本書送我，強烈要求我讀，認為我對睡覺不夠重視才會導致失眠問題，很希望這本書能矯正我的睡覺習慣。但我很抗拒，覺得之前對於睡覺

---

4 楊定一（2019），《好睡：新的睡眠科學與醫學》，台北：天下生活。

5 Walker, M. (2017). "*Why We Sleep: Unlocking the Power of Sleep and Dreams*". New York, NY: Scribner, an imprint of Simon & Schuster, Inc.

的知識已經知道不少都無助於我入睡了，再讀又有什麼用？

Bill不但重視睡覺也擅長入睡，是所謂「秒睡型」，只要吃飽就想睡，可以在一分鐘內入睡，遇到挫折時，睡覺是他的避難所，是王牌救援。他白天可以小睡多次，晚餐後七八點左右就非常想睡，而我一直無法白天小睡，晚上通常到十點之後，才開始準備睡覺。他容易醒來，即使我沒有打開電視、音響、或與任何人聊天，僅是開燈閱讀，或上廁所，都可能吵醒他。這時候他總是以威脅的語氣警告我，沒有充足的睡眠會怎樣怎樣，例如失憶失智、免疫系統降低，各種身體與精神疾病隨之而來，最後的重點就是會早死。有時我都分不清，他說這些話究竟是為我好，還是因為經常被我吵醒累積巨大的憤怒敵意而發動的毒舌攻擊。兩人同住，不但我怕睡不著，他可能也很焦慮我睡不著而影響他，但是他的警告只會讓我更緊張焦慮，更睡不著。

所以，兩本關於睡眠的科學研究的專書都一直放著，我無須任何人來提醒睡覺有多重要，夢有多重要，這些我都懂也很認同，當睡不著越來越嚴重時，更排斥讀關於睡覺的書。我預測這類書的一開始，一定會大量舉證睡覺有多重要，不睡覺會怎樣怎樣，增強研究的合理性與重要性，說服讀者繼續讀下去。一想就焦慮。

剛開學時，許多選修心理衛生課程的學生有嚴重睡眠不足問題，我選擇了兩個二十分鐘的TED演講。一場是著名的英國腦神經科學家佛斯特（Russell Foster）在二〇一三年於TED發表的演講，這個演講我已經看很多遍，另一場是沃克的演講，雖然還沒看他的書，但已在線上聽了多場演講與訪談，覺得內容與我之前的認知相差不遠。只是，很諷刺地，為了幫助學生能睡好，找了一些科學研究結果說服他們重視睡覺，但沒想到自己不久也淪陷。

而在這危急的時候，反而不想讀他們的書，也不主動接觸有關睡覺的任何知識，那些書，那些知識，那些演講，都會讓我更緊張，有種遠水救不了近火的絕望。我並非不睡，而是無法睡。

在困境的當下，之前擁有的知識都沒用，反而是同事好友的溫暖傾聽與分享親身試用的助眠方法，更能快速救急。有溫度的陪伴理解，讓我能放鬆，比硬梆梆的知識更有用。而我似乎也有某種程度的好強，想要以自己的方式，摸索克服自己的失眠問題。直到我的睡眠稍穩定，學期結束開始放暑假了，才比較有信心與心胸打開這兩本書，也進入圖書館期刊資料庫搜尋，好奇近期科學研究對睡眠是否有新的研究發展。

結果出乎我意料，閱讀過程對我睡不著問題有很大的幫助，也是深度的陪伴。閱讀他人的著作，其實也等於閱讀自己，理解自己的狀態，能持續深化睡眠品質，以下是吸引我注意的重點與心得。

讀《好睡》

我從楊定一口述的《好睡》讀起，序言有一個概念我相當認同，作者認為睡眠含有解開人生意義的鑰匙，有可能是人生解脫最寶貴的工具（頁9）。

我很驚訝，他將睡覺的重要性拉到相當高的層次，這個觀點相當少見，也非常吸引我。而且，他要自己測試，以身示法，這讓我相當好奇他本身的睡眠體驗是什麼。

我斷斷續續關注睡覺議題也很多年了，完全認同睡覺的重要，也相信好好睡覺能幫助一個人解開人生各種困惑，這也從夢工作得到證驗，然而透過睡覺能得到終極自由，徹底解脫，好像人生再也沒有煩惱，不會害怕擔憂什麼。我之前並沒有這麼大的想像，這麼高的期待。睡眠知識多半與認知心理學以及心理衛生議題相關，但與靈性發展的相關性則很少觸及，這是新的啟發，我很興奮，彷彿發現至寶，更期待自己能與睡覺發展出親密關係。

喜歡這段話的另一個重點是：作者要用自己的經驗思考檢測理論的解釋度或適用性，這一直是我讀書做研究的習慣，無論是什麼議題，只要是與人有關的問題，我總認為研究者不能逃避自己，不該躲在知識理念的後面，應將自己納入研究對象之一，親身體驗實踐，要有自知之明，才能真正知人知事，減少個人偏執以及對權威的盲從，我好奇作者如何能藉著睡眠而讓自己解脫。結果他說這些睡眠的科學知識，對失眠的人並沒有立即幫助（頁10）。

這對正在與失眠奮戰的我，起了不少安慰作用，覺得被同理了，尤其處在水深火熱的時候，根本不想找任何關於睡覺的文獻。閱讀是需要能量的，也要有清明的大腦，連續數日失眠會心浮氣躁，注意力無法集中，很難吸收任何知識。直等到睡眠稍穩定之後，因害怕隨時復發，才終於讀完整本書，整理重點做筆記心得，也連結其他相關研究，想更徹底地解除睡不著的焦慮，也作為將來可能再度失眠的提醒。

✦睡覺到底有多重要？

讀完序，翻開第一章，不出我所預料，標題就是「睡眠有多重要？」正是我在失眠期間特別不想面對的研究內容，尤其他舉一些讓動物不能睡覺的實驗，藉以觀察失眠的後果，我讀了心驚膽跳、很恐懼。被迫保持清醒的動物，最多兩、三星期，就會步向死亡。

我有兔死狐悲的共感，想到自己長期睡眠剝奪，身體不知已經崩壞到什麼階段，書裡繼續舉了許多例子，結論就是人只要連續失眠幾星期，患者會神智不清、出現錯覺和妄想、恐慌和各種心理疾病會發作，甚至失智，幾個月內就會死亡。而且有許多研究發現，身體每個部位的慢性病，都與睡眠不足有關，例如心臟病、中風、糖尿病、肥胖。精神疾病也是，憂鬱、焦慮、恐慌、失智、阿茲海默症等都與失眠相關。

雖然我不是被他人操縱控制實驗的老鼠，確有類似的體驗。還清楚記得不久前持續失眠大約兩三週之後，很快就有明顯的身體症狀，喉嚨痛、咳嗽、身體發熱、畏寒、皮膚濕疹發癢問題惡化、耳鳴舊疾加重、易怒、欲哭無淚的沮喪、眼睛睜不開、氣虛、說話吃力。開始擔憂身體將垮，精神瀕臨崩潰，中風、猝死、人生嘎然中止的恐慌隨之浮現，我聞到了死亡的味道。讀完老鼠不能睡覺的實驗之後，僥倖自己還活著。

因為有切身之痛與從小到大的各種難以入睡經驗，早已意識到睡覺的重要，問題是，為何會睡不著？有什麼辦法可以解決這問題，這是我真正的問題。也許，我與實驗室裡被操縱的老鼠類似，只是控制我的實驗室太巨大又隱形不容易看見，但幸運的是，我是人不是老鼠，有更強的客觀性思考力與行動力，相信自己能發現問題突破困境。

✦要睡多久才夠？

《好睡》依序解答一般大眾對睡覺可能會關心的各種問題，其中之一是睡多久才夠。這方面的研究也不少，普遍性的調查結果是每天有七至八小時睡眠的人死亡率較低，多過九小時或低於六小時都不好。但這也有許多個別性，而且因著年紀的增長以及生活壓力的差異，睡眠時間的需求也會不同。

剛出生的嬰兒睡覺時間很長，幾乎都在睡，隨著長大慢慢遞減。我在打禪七期間，前一兩天總覺沒睡飽，但等到心逐漸安定下來，可以舒服地坐在蒲團上許多小時之後，後面幾天大概睡四、五小時，白天精神就很好了。因此，一個人究竟應該睡多久，還是要看體質、睡眠品質以及清醒時的活動，差異很大，無法一概而論。

我不太關心自己該睡多久，這問題可直接交給身體決定。統整幾個月來的睡眠紀錄，若是自然睡著、自然醒，不勉強一定要幾點睡，幾點起床，平均大概就是六至八小時內就會自然醒。此外，身體也會自己調整，若前一天僅睡幾小時，沒睡好睡足，隔天自然會多睡，補前一天的不足。例如Bill第一次接種新冠病毒疫苗當夜，因為有畏寒發燒症狀，我在旁照顧，僅睡四五小時，隔天他的症狀舒緩，我壓力減低身體自然放鬆，晚上九點多就有睡意，隔日清早八點才起床，整整睡了十小時。

身體知道自己該睡多久，工作完成自然會清醒，要信任身體，不用想太多，不用規劃堅持自己每天一定要睡多久，除非隔天一早有約定的工作，否則不要用鬧鐘。睡好或有沒有睡夠，我的評估指標是醒來時是否有好心情，刷牙洗臉時照鏡時皮膚是否有光澤，眼睛是否明亮有力，就這麼簡單。

✦深睡的重要

深睡又稱慢波睡眠（slow wave sleep），《好睡》強調深睡的重要性，認為這階段是最不費力、最根本的意識狀態，身體最大的修復作用也發生在這個時候。人進入深睡的時候，生長激素的分泌會達到最高，對記憶、理解、歸納、連結、邏輯推理、各種認知與問題解決很有幫助。他舉威斯康辛大學的睡眠研究證明，深睡時大腦會爆發出一種既短又快的腦波將短期記憶轉成長期記憶。而另一方面，在深睡時，多餘的神經連結會被清除，神經網路重組，建立新的迴路。身體在深睡期發揮最大的整頓、療癒、淨化功能，這也可以解釋當一晚好眠之後，隔日醒來神清氣爽的原因。

細胞在消耗過程會隨時產生類似「自由基」（free radicals）與「活性氧類分子」（reactive oxygen species）等有害物質，引發過度的氧化反應，讓細胞老化。深睡時，身體徹底放鬆休息不受意識活動干擾，這些氧化物質的生成減緩，身體可以透過淋巴和血液清除各部位的有害物質，再從淋巴和血液循環排放出來。此外，在腦部還有另一個專門清除廢物的機制，稱「膠淋巴系統」（glymphatic system），在腦與脊髓周邊環繞著透明液體叫做「腦脊髓液」，除了保護腦與脊椎的緩衝之外，當我們睡著時，這液體會大量進入腦的組織，深入腦內每一個細胞去清理累積的廢物，比意識清醒時的效率高出百分之六十。所以結論就是，有足夠的深睡時間，大腦才能被徹底清洗。

我推想，不僅大腦如此，其他所有身體器官以及循環系統應該也是在深睡時從事廢物清理工作。我若一夜好眠清晨自然醒來，喝幾口水，進廚房磨咖啡豆準備熱咖啡，通常水都還沒煮開，腸胃就會發出想上廁所的訊號，表示夜晚的消化整腸工作有具體成果。

睡覺時身體絕不是無為，而是相當有為，生命有自己的運轉機制，相當神奇奧妙，人體本身就是個宇宙，就是完美自然的生態循環系統，蘊藏萬事萬物運行道理，應該給予更高的尊重與敬意，莫成為意識、意志、思想的工具。

✦夢魘、鬼壓床是怎麼回事？

「鬼」在文學、精神分析領域甚至生活的日常，經常被用來隱喻我們沒意識到的創傷、罪惡感、羞恥感、嫉妒、敵意、自卑、貪婪、憤怒等，因為這些不被社會或自己接受的情緒總是躲藏在背後無法曝光，不易被察覺，但卻有很強的影響力。

所以，當我們有所感，覺得有什麼東西在改變，正在起作用，卻又找不出原因時，會說「有鬼作祟」；形容矛盾不誠實一致的人「心中有鬼」；某些精神分析學者稱潛意識的糾結陰影為「內在幽魂」。中西方對鬼的象徵隱喻頗類似，也因此，當我們覺得好像被什麼東西壓得透不過氣，會覺得與鬼有關。

鬼壓床是經常被報導的經驗，醒來會非常害怕，難以再入睡。《好睡》以科學的原理解釋「鬼壓床」現象，與我之前的在心理學課本讀到的知識是一致的。當我們處在快速動眼睡眠中，是夢境活躍的時間，腦部最下方的腦幹有一個「肌肉力壓抑」的機制會打開，因此作夢時，身體才不會跟著夢境行動。有時夢境是很暴力的，會攻擊打人，或者有很多危險的動作，例如會飛，會從高處往下跳，由於大腦有這個「肌肉力壓抑」的機制，才不致於有危險，能讓人放心作夢，在夢裡飛簷走壁，空中飛翔或墜落。

有時剛醒來，還沒從夢境虛擬的活動裡完全抽離，想動卻覺得動彈不得，像是被一個很重的什麼壓住，甚至覺得全身麻痺，感覺有外物或黑影壓住身體，完全無力抵抗，但眼睛睜開什麼也看不見，唯一能解釋的就是被「鬼」攻擊了。然而，對研究睡眠的科學家而言，這現象可能是身體還來不及退出肌肉力壓抑的狀態，因夢境感覺太強烈而醒來，身體仍處於麻痺無力的狀態。法國科學家朱維特（Michel Jouvet）最早發現腦部這個自控機制，他在一九五九年做實驗，將貓的腦幹神經切斷後，牠們在睡夢中會跳起來，四處奔跑。

雖然科學家找到了許多難以解釋的現象原因，但讀到用貓做活體實驗而確認了「肌肉力壓抑機制」的作用時，相當難受，對無辜被切斷腦幹神經的貓感到無限的悲傷，也想起之前讀到關於人類為了科學研究而進行的各種不倫理的生物實驗。

事實上，人對他者的殘忍暴力不僅存在於科學研究，在社會的各層面也都常見。我懷疑，社會的動盪與黑暗面，例如不公不義、壓迫、剝削、暴力，霸凌、侵略、戰爭等，是許多人的創傷與壓力源，引發個人的驚慌、沒有安全感，甚至某種程度的罪惡感。因為我們不僅可能被欺壓，也不自覺會欺壓別人或共犯，很輕易就落入暴力循環裡的一員，成長過程免不了「鬼影幢幢」，這必然也是讓人難以入睡的原因。

✦二十元解決打呼與口乾唇裂問題

讀《好睡》啟發相當多，最具體明顯的收穫之一是用一卷二十元的醫用透氣紙膠帶，就解決了長期以來睡覺打呼以及用嘴呼吸的問題。

Bill習慣仰睡而且不用枕頭，身體挺直，雙手握著放胸前，總是不到一分鐘就可以睡著。但沒多久，嘴巴就因臉頰放鬆慢慢張開，打呼聲也隨之出現，而且會越來越大聲，呼吸越來越急促，像是吸不到足夠空氣的掙扎。我在旁閱讀，聽到看到他這麼用力呼吸，忍不住去搖他一下，嘴唇就會自動合起來或轉個身呼聲就停了，但只要回到仰睡的姿勢很快又出現，有時他自己也會因為呼吸困難而醒來。我也有意識到自己會打呼，曾經被自己打呼聲吵醒，應該不僅是聲音，而是吸氣阻塞而清醒，Bill也證實聽過我打呼聲，只是我總是較晚睡而少被注意。

《好睡》有長達六十頁的篇幅詳論呼吸對身體的重要性，是調整體質最快的方法，並強調要用鼻子呼吸，能過濾灰塵、黴菌、細菌，也會讓吸進來的空氣慢慢變濕，調整溫度，達到更適合進入肺部的溫濕度。此外，鼻子呼吸道會產生一氧化氮，對細菌、病毒、真菌有消毒的作用，減少感冒與肺炎感染機率。一氧化氮也會使血管與支氣管放鬆擴張，降低血壓，促進呼吸的效率，讓整個系統放鬆，呼吸會慢下來，安定身心，影響深遠。

作者引述布泰科（Konstantin P. Buteyko, 1923–2003）的理論，用嘴呼吸不但沒

有用鼻呼吸的優勢，而且從嘴巴吸入的氣體量會遠超過身體的所需，身體反而要透過吐氣，放出更多的二氧化碳，讓血液裡原本處於平衡的二氧化碳減少，這會使血管緊縮、血壓升高。由於血液裡的二氧化碳必須維持一定濃度，才能讓血色素放掉氧，供應身體組織，若血中二氧化碳降低太快，反而讓遠端組織（例如腦部）更得不到氧氣，導致頭痛、疲勞、昏沉等問題。

睡覺時因臉頰放鬆嘴巴會自然張開，口腔後方保護氣管的小舌（uvula）跟著鬆弛而下垂，堵住了一部分呼吸道，呼吸時因為氣流的阻力而造成軟組織的共振，就發出了打呼聲。然而，打呼很嚴重時，會使睡眠中斷，近幾年睡眠呼吸中止症（sleep apnea）已被證實與重視，推測是呼吸道在睡眠中堵住，血氧量降低，大腦發出強烈訊號，讓人醒來調整睡覺姿勢，當呼吸恢復正常後又立刻睡著，像這樣的循環，一個晚上會發生很多次。

打呼是睡眠中止症的診斷症狀之一。只要睡覺時打呼，睡眠品質就不好，因為呼吸不順，身體很難真正放鬆，睡眠會一再因氧氣不足而中斷。有些人沒有使用藥物或酒精，但仍覺得怎麼睡都睡不飽，有慢性疲勞問題，可能與睡覺時以嘴呼吸有關。他也舉證科學家用動物實驗證明，用嘴呼吸會引發壓力反應訊號，心跳加快、血管緊縮、導致高血壓，長期下來會讓人沒精神，對心血管系統耗損相當大。

睡覺時嘴巴自動打開會有呼吸問題，因氧氣不足容易睡眠中斷，剝奪了深睡時間，半夜經常會醒來，也會口乾唇裂。這也解釋了無論Bill再怎麼重視睡覺，入睡能力再怎麼好，白日也有多次小睡，仍會經常表示自己不知為何覺得很累很累，一直沒睡飽。我也懷疑自己無法一覺天亮，多次醒來上廁所，應該也是不知不覺嘴巴打開，以口腔呼吸導致深睡時間不夠長引起。

但是要如何能確保睡覺時，嘴巴不張開呢？沒想到解決方法超級簡單，就是在將嘴巴貼上膠帶。然而，書上的圖示是封住整個嘴巴，我覺得好可怕，像被歹徒綁架不准出聲，不但不好看、不舒服，若真的有什麼事情要大叫求援，也會不知所措，我不敢嘗試。過了一兩天，突然想到家裡有一卷二．五公分寬的白色醫用透氣紙膠帶，就剪了兩段大約四公分長，與嘴唇方向垂直，將上下嘴唇輕輕貼住，自己實驗一晚看看，沒想到隔天醒來有股難以形容的奇妙喜悅，如同度了一個美好的假期歸來，這一天的清晨日記我寫說：

2021.6.13 週日清晨，睡好，不到十點就睡著，將近四點醒來上廁所，清醒，不想再睡，起床寫作。因為聽到Bill一直打呼聲，覺得他呼吸有困難，決定自己先試用膠帶輕微固定雙唇入睡，竟然一夜深睡，簡直發現至寶。

睡六小時左右，就覺得夠了。小狗半夜睡醒，但沒被他吵到中斷睡眠，很神奇！今天一早最興奮、最有成就感的就是發現閉嘴睡覺有用，又發現了一個療癒身體，修復身體，讓日子可以過下去的簡單方法。如果我早一點知道這個方法就好，也許可以幫媽媽，但她也不一定會聽我的，接下來要說服Bill使用膠帶閉嘴睡覺，但覺得很難。

我太興奮了，即使預感Bill不會接受我的建議，還是要試試看，告訴他這個方法。

我翻出所有已知的理論知識以及之前經驗，並推測我媽媽每天醒來會口乾舌燥，嘴裡有苦味，一定得先漱口，到了六十多歲就患高血壓，七十歲左右中風，這些病症可能都與睡覺時無法好好呼吸有關。父親離世後，我偶爾會陪她過夜，我晚睡在父親書桌上打電腦，看她睡覺打呼時，呼吸會越來越急促，終於因為缺氧而必須醒來，然後換個姿勢繼續睡。

但那個時代，睡眠中止症的診斷還不普遍，也沒有被視為是嚴重的問題，很少有人願意為了打呼去看醫生。我當時有查詢過，只有少數大醫院有檢測，但必須住院觀察。媽媽怕去醫院，更別談是住院，我無法說服中風多年，行動已經不方便的媽媽為了打呼問題這種「常見小毛病」去辦住院。但我一直掛記著，因為我總懷疑母親的高血壓及七十一歲時中風，都與睡覺時無法正常呼吸有關。

後來閱讀《氣的樂章》，作者[6]也引述美國約翰霍普金斯大學一九九九年的研究，證明打鼾與高血壓之間的關係（頁23）。只可惜我沒有及早發現使用膠帶這個超簡單方法，非常希望能透過這本書與需要的人分享。

我努力以Bill認同的科學理論向他分析說明睡覺時用嘴呼吸會如何傷害身體，並推薦他試用膠帶固定嘴唇，畢竟封嘴看起來有點滑稽，擔心他會不以為然拒絕使用。

Bill有紐約哥倫比亞大學生物學博士學位，信仰科學，要說服他很不容易。沒想到他被我說服了，當晚就採納這個方法，願意嘗試。我照樣晚睡，一邊看書一邊

6 王唯工（2002），《氣的樂章》，台北：大塊文化。

觀察他睡覺，很神奇，打呼聲不見了。而我持續在床頭開著燈讀書，離開臥室上廁所開門關門走動幾次，也都沒吵醒他，一覺天亮。隔天醒來，他說睡得相當好，眼睛發亮，給我一個燦爛的微笑。

更神奇的是，長期以來，他在晚上睡覺時特別嚴重的口乾唇裂問題，那天晚上竟然也沒出現。這現象用簡單物理原理就可以解釋，長時間用嘴巴大口吸氣，室內又是開冷氣，空氣乾燥，當然會烘乾整個口腔與雙唇。他不僅嘴唇經常乾裂疼痛，連舌頭也有龜裂問題，而這些長期困擾的睡眠大小問題，似乎都有解了。

寫到這段時，距離我首次使用透氣紙膠帶固定嘴唇睡覺已經實驗幾週，我們每天晚上都使用，而且後來試驗發現，只要一片3公分長2.5公分寬的膠帶就夠了，他嘴唇薄，改用小一點1.2公分寬的膠帶，臉頰比較放鬆，而且雙唇兩旁有很大縫細，可透氣說話，不會不舒服，但效果也不錯，已足夠防止嘴唇在熟睡時完全張開，讓鼻子為主要吸氣吐氣的通道，睡眠品質從此大幅度改善，夜晚醒來的次數變少，打呼、吸氣費力醒來的問題也消失。

我到處分享這個方法，獲得更多人的肯定證實，一位朋友聽了我的建議試用之後告訴我，原本清晨醒來喉嚨多痰的問題也改善了。這道理也很簡單，用口呼吸會直接吸入病毒細菌，不像鼻孔有毛與各種過濾消毒機制，痰是身體免疫細胞大戰塵埃、病毒、過敏原的證據。我自己最明顯變化是上課講話不再氣虛無力、喘、以及耳鳴，聲音清楚有力，可能因為睡覺品質改善，以及每天睡覺閉嘴自然使用腹部呼吸，感覺中氣較足，即使是一天六小時的課，也不再害怕撐不下去，對身體比之前有信心。

關於打呼問題，我唯一不同意的是作者認為打呼最多只是反映了我們平時用嘴巴呼吸，講話太多的習慣。但我認為應該不僅是講話太多的問題，有一部分的原因是我們睡著時，身體會放鬆，臉頰嘴唇都會跟著放鬆，尤其仰睡時，嘴巴更容易自然張開，不一定與講話習慣有關。這是很難控制的。

我之前常到法鼓山的禪堂打禪七或更多天的禪期，禪修期間都不能說話，但晚上住在將近十人同睡的通鋪，一半以上的室友都會打呼，此起彼落很熱鬧，無論是在紐約或台灣，因為我難入睡，每晚都得聽許久的鼾聲交響樂章。因此，我認為打呼是相當普遍、不可控制的自然現象，有此問題的人相當多，別評價自己與他人。幸運的是，讓這麼多人困擾的問題，原來只要一卷銅板價的透氣膠帶就可以解決，這是很令人興奮的發現。

當我準備要將本書的初稿交給編輯時，距離第一次使用紙膠帶維持閉嘴睡覺已經兩年，驚訝發現《紐約時報》已在二〇二二年十一月專題報導[7]，標題是"Can a Piece of Tape Help You Sleep？"（一片膠帶能幫助你睡覺嗎？），專文指出網路上有許多報導睡眠使用膠帶的好處，已經是熱門議題，但這方面的實證研究仍不普遍，也特別提醒如何安全使用，建議先在清醒時練習。然而，我更驚訝的是，已經有各種品牌包裝精美的睡覺專用膠帶上市，只要搜尋Mouth Tape就有多種商品可選擇，似乎已經是廣被認知的好睡小秘方。但我認為真的不用多花錢上網購買，台灣所有醫療用品店與藥房都有好用又便宜的透氣紙膠帶。

此外，我也在二手書店意外發現日本醫學博士西原克成的專書《呼吸力》[8]，這本書二〇一〇年就在台灣出版了。他詳細以醫學理論以及臨床經驗舉證用口呼吸如何損害健康以及可能導致的疾病，甚至許多免疫疾病，例如花粉症、異位性皮膚炎也與口呼吸有關。西原克成博士在書裡詳細介紹鼻子的構造與功能，人的鼻孔到後鼻孔之間的空間稱為鼻腔，是位於臉部中央的一個大空洞，長度約十五公分左右，它的設計非常精巧，能淨化從鼻吸入的空氣，調整適合人體的溫度與濕度後再送入肺部，是天然的空調系統。而且由於鼻腔表面覆蓋著細毛與黏液，漂浮於空氣中的細菌、灰塵多數會被阻擋下來，經由纖毛的運作將其運走，也是最精細的空氣濾淨器。

由於夜晚會不自覺用口呼吸，西原克成博士也建議使用透氣紙膠帶固定嘴唇，在緊閉的雙唇上，橫向貼成「一」字的形狀（頁72），這與《好睡》的示範圖類似，都是嘴巴全封。不過，他提醒在醒著的時候先練習，若覺得痛苦要立刻拆掉，除了怕無法呼吸的危險之外，在打噴嚏時也會造成鼓膜破裂，而且千萬不要使用比醫用透氣紙膠帶黏性更強的膠帶，或用大型膠帶將整個嘴巴都蓋住。

關於安全問題，我也要特別提醒。當我使用透氣紙膠帶的方法與朋友分享時，也有人擔心鼻子若有疾病有呼吸困難，睡覺時若貿然將嘴封住，在睡中會不會有窒息的風險。《紐約時報》的報導以及西原克成醫學博士都慎重提醒讀者要在清醒時先練習，而我本身一開始就是對嘴巴全封會害怕，沒有安全感，也不想完全限制嘴的自由，因此沒有採用，過了幾天才發現折衷方式。試驗至今只用半吋寬三公分長

7 https://www.nytimes.com/2022/11/17/well/live/mouth-taping-benefits-sleep.html.

8 西原克成（陳光棻譯，2010），《呼吸力：「呼吸」對了，就能不生病、提升免疫力、找回健康！》，台北：臉譜出版。

的透氣紙膠帶與雙唇垂直輕貼就夠了，這樣還是可以說話，也還是能用嘴巴吸氣吐氣，做惡夢時，也是可以吶喊尖叫抒發情緒，而且只要稍為用力，紙膠帶就會自然脫落。

這種醫用透氣紙膠帶很薄，黏性不強，但已經足以固定雙唇不會大大張開，一覺天亮都不會脫落。網路上有睡覺用專用口貼商品是做成X型，我好奇用兩片三公分長的半吋紙膠帶自製，在雙唇中間交叉X符號，嘴巴兩側仍有空隙可說話與呼吸，這個符號有種不再說話、嘴巴要休息，要好好睡覺的儀式感，外型很可愛，小朋友應該會喜歡，實驗過幾晚也覺得蠻舒服。我現在隨著心情與嘴唇的感覺交換使用兩種不同尺寸的膠帶以及貼的方式。沒有任何權威專家、醫師、或大師是全知全能的，不能照單全收，還是得檢視自己的問題與需求，尊重自己的感覺，在清醒安全的情境下先測試，自然可以發現最安全、最適合自己的方法。

✦運動飲食篇：解密魔幻之夜

大篇幅闡述呼吸的重要之後，《好睡》最後幾章的重點是飲食與運動，雖然這是多數人都具有的常識，多數心理衛生教科書也會介紹運動與飲食的重要性，但或許已經成為常識而被忽略。這一段期間我認真注意睡覺前吃的、喝的、與從事的活動，發現這些都與入睡的難易，以及能否深睡有相關，而且這方面的知識有很多細節是我之前不曾注意的。

含咖啡因的飲料會讓人睡不著是眾所皆知，也知道洋甘菊或溫熱牛奶加點蜂蜜可以助眠，對於飲品，我知道的就這麼多。最近也有朋友告訴我某些精油的味道，聞了會想睡，我還沒嘗試過，盡量不考慮使用有侵入性的助眠物，怕成癮依賴，或不知節制過量。

關於晚餐怎麼吃比較能助眠，也還在觀察摸索中，覺得這必定是有個人體質差異。我與Bill吃同樣食物，但無論他吃什麼都同樣快速入睡，而且只要吃飽就想睡，我則敏感狀況多，晚餐若多一點的洋蔥、香菇、蒜頭、以及比較辛辣的食物，胃腸會不安、脹氣、無法放鬆，得等幾個小時後才能安穩，但基本上還是沒特別花心思研究晚餐吃什麼。疫情期間，大多在家煮食，Bill已儘量不吃加工食品幾年，而且他下廚不煎、炒、烤，只會蒸煮，每天就將所有想吃的東西放進湯鍋，不加任何調味料，他吃的津津有味，我也逐漸適應這種簡單烹煮以及原型食物。

讀完飲食及運動與睡眠品質的關係，讓我好奇回想「魔幻之夜」（見本書第一章），促使我書寫睡覺問題的關鍵之夜，那天是做了些什麼、吃了些什麼，所以可以一覺八小時？

記得一早騎腳踏車到火車站，走路爬樓梯搭區間車到烏日高鐵站，時間充足，買玉米濃湯、三明治當早餐，刻意又爬很高的階梯進入月台，前一晚整夜失眠的焦慮逐漸拋腦後。大概早有常識知道運動與食物能補強體力，從容抵達上課教室，獨自靜坐二十分鐘。早上課程順利過關，中午休息一小時，獨自沿著忠孝東路，走到許昌街，想曬太陽，想吹風，想吃愛吃的食物。

我的理論是，只要是想做的活動，想吃的食物，想去的地方，就是身體需要的，在身體最脆弱的時刻，跟著感覺走就對了。想起大學剛畢業不久，一九八五至一九八七年期間，曾在青島西路的YWCA工作，許昌街附近有小米粥、牛肉餡餅的小店，突然很想吃，但老店已經不在了，而欲望已升起，上網查詢附近有沒有類似的店，竟然就在新光三越地下美食街找到。

快速點小米粥、餡餅、三疊小菜——蓮藕、花生小魚乾與雪菜，雖然沒有很餓，但這些菜都想吃，只要知道自己想要什麼，就很有效率，使命必達，一桌菜竟然吃光，覺得胃腸溫熱有力，臉放鬆，眼皮不會一直想下垂，呼吸通暢。

想吃的食物就是藥，身體會引路。下午的課程輕鬆結束，讀了一個精彩的夢，團體的溫度已經夠了，隔日課程就不用太擔心。黃昏四點半下課，還有點陽光，有點風，雙肩背著工作包，將手提小包行李放入YouBike車籃裡，騎了四十分鐘左右到飯店，有點喘，大口吸氣吐氣沖澡更衣再走出飯店時，覺得透氣舒爽，已忘記前一天晚上幾乎沒睡。

晚餐在紫藤廬茶屋與主編餐敘，簡餐量不太飽，但身體卻很舒服，然後煮水泡茶，喝一小杯又一小杯剛出壺的GABA茶，濕潤喉嚨心肺，溫熱胃腸。兩人都沒喝酒卻有點茶醺，話匣大開，原來茶也會醉人。九點多回到飯店，更衣梳洗，帶一本書上床，翻不到幾頁就意識模糊，自然睡著，醒來天已亮。

那一天確實有運動、吃好、喝對茶，做對的事，還有與人美好的交流，一連串讓身體能放鬆事件發生，才能自然一夜好眠。好事壞事都有因，不會莫名其妙發生，檢視一天的生活足跡就一目了然。只是要怎麼運動，怎樣飲食比較適合，從事什麼樣的工作與活動，如何擁有健康美好的人際關係，這些細節似乎只能即時性地用身體去感覺，每個人都不同，必須為自己獨特的狀態量身訂定方法，沒有一定的準則。生活是一體成形的，工作、飲食、人際、與自己的關係、身心狀態，都是影響能否睡好的因素。

讀《為什麼要睡覺？》

讀完《好睡》，休息了一週，終於覺得有能量打開Bill要我讀的書"*Why we sleep?*"，這個書名對我沒有太大吸引力，我完全信服睡覺與夢的重要性，也知道睡好，聰明有智慧的自己就會出現，也會透過夢傳遞攸關生存的重要訊息給意識，意識與潛意識一起合作適應變化多端的內外環境。為何需要睡覺對我而言已不是議題，我的困難與疑惑是該睡時想睡時，卻無法入睡，處在這種焦慮痛苦時刻，若又來警告我睡覺有多重要，有如提油救火。

在打開原文書之前，我突然好奇地想知道，這本書在台灣翻譯出版了沒，上網搜尋驚喜發現中文本竟然在兩年前就上市了[9]，立刻下單買。原來我抗拒的不僅是書名，也抗拒讀英文，知道睡眠科學研究必然會有一堆我不熟悉的專業醫學名詞，想到要邊看書邊查單字就覺得累。拿到中文書之後，幾天內就將這本書讀完，以下摘要看到的重點與心得評論，並對照相關的台灣本土研究。

✦睡眠不足是文明社會普遍現象？

書本第一章提到世界衛生組織（WHO）建議成人每天睡眠平均時數應該八小時，但是有三分之二的已開發國家成人沒有達到這個標準。根據台灣自殺防治中心二〇二一年的針對台灣十五歲以上的人抽樣調查，發現有百分之二十五的人睡不好，安眠藥的用量在全球排名前十名。讀這些統計數據，總讓我的孤單感少一點，原來這麼多人有睡眠障礙，不必一人獨自奮戰，同時也覺得，睡不好的人這麼多，以百分之二十五計算，台灣至少有好幾百萬人，應該已經是公共衛生問題了，而且諷刺的是，已開發國家反而特別嚴重。

作者並沒有多談社會整體面向的問題，但我認為這是人類文明失衡的警訊。文明是人類的各種器具發明、社會規則、價值、意識形態，為了生存與更美好的生活而設計發展。然而，矛盾的是，經過長時間的文明累積，個人反而必須花很長的時間去學習適應這個巨人。文明有時像是怪獸、像是集權統治者，壓迫著每個人無法

---

9 Matthew Walker（姚若潔譯，2019），《為什麼要睡覺？》，台北：天下文化。

喘息。

這本書也與所有的睡眠文獻類似，指證歷歷證明睡眠不足與各種身心疾病有顯著相關性，甚至加速死亡，這部分就不再重述。

✦快速動眼睡眠的重要性

根據沃克分析，深睡主要功能是「記憶鞏固」（memory consolidation），將意識接收到的新資訊整理歸納，從短期記憶位置移到長期記憶位置儲存。這也可以解釋，為何出生之後，深度睡眠的時間逐漸增長，尤其到了青少年前期，可能與青少年時期大量接收外在資訊，大腦需要時間處理有關。如同科學家研究大型老鼠跑迷宮時的腦部活動模式，發現在老鼠睡覺時會重播白天學習到的活動，證實學習必須反覆練習才能記牢的道理一樣。

但是，不同於楊定一的觀點，沃克特別強調「快速眼球動眼睡眠」（REM）的重要性，它有情緒調節與創造力發展兩大功能。REM睡眠期主要任務之一是重新校準及微調大腦的情緒迴路，是情緒智商的關鍵。人類社會充滿情緒訊號，反應在臉部表情、肢體語言、集體行為等，REM睡眠能提升我們辨認與理解這些社會訊號的能力。

第二個重要功能是創造力的發展，大腦將已在深睡期被整理、歸納、重複記憶、儲存好的資訊與過去的資訊整合，串連成巨大網路，產生新的連結與運作模式，創新的觀點自然浮現，這與學術研究過程相當類似。我相當認同REM階段具有創造整合功能，有些難解的問題，在睡一覺之後經常就會有答案，或是用夢境隱喻來告訴我們，我讀過、聽過許多人都曾有過類似的體驗，包括我自己。

科學家觀察嬰兒在出生前最後一週，是REM睡眠的顛峰，長達到十二小時。沃克指出，這是因為人在子宮中發育是逐步建造而成，和蓋房子類似，地基、結構、牆壁等都蓋好了，才是屋頂。而大腦就像是屋頂，是發育過程中最晚建構的部分。但我讀了這說法立刻覺得與胎兒身體成長過程有矛盾之處，因為胎兒身體構造的發展，頭部是最先發育的，而且科學早證明三個月的胎兒已經有聽力，大腦的組織在生命之初就形成了。

所以，出生前一週，REM睡眠會達到高峰，它的任務應該不是建造大腦的生理結構，而是建置安裝大腦內部的軟體設備，是更細膩的神經元之間的連結，以高速電流活化已經建構好的神經迴路，設置高速網路寬頻，讓即將離開子宮的嬰兒能快速處理資訊。嬰兒出生後一直到青春前期，快速動眼睡眠時間會持續下降，以深睡為主，沃克引用芬伯格（Irwin Feinber）的研究，認為此時期正是腦神經從增加連結轉換為修剪整理時候，主要目標是穩定神經迴路。

我對於每一段睡眠各扮演的功能相當好奇，例如負責清除大腦有害廢物的「膠淋巴系統」，在我們深睡時它的工作效率會提高十倍到二十倍，REM睡眠則主責連結整合創造，這些研究都令人嘖嘖稱奇。然而比較哪一段睡眠期比較重要，對我而言是一個無聊無意義的問題。自然法則是環環相扣，相依相生的，每個大小環節都有其關鍵性位置，若沒有深睡為基礎，REM的功能也不彰。人類喜歡比較好壞、區分階級，不但會破壞自己的生存平衡，也會破壞自然界的平衡。我信任身體，只要晚上能不費力地睡著，然後自然地醒來，身體必會判斷自身所需，根據當下的狀況調整分配各階段的睡眠時間。

✦失眠診斷指標

美國醫學診斷失眠的條件非常嚴格，必須涵蓋下列四個條件（Walker, p241–242）：

一、對睡眠質、量不滿意（難入睡，難維持睡眠狀態，過早醒來）
二、很苦惱或造成白天的障礙
三、連續三個月以上，每週至少有三晚失眠
四、無其他會影響失眠的身心疾病

不過，即使診斷標準如此高，卻仍有百分之十一的人口符合臨床症狀的慢性失眠症。我認為將失眠症診斷以連續三個月為時間軸，實在太長，以我目前的體能，只要一晚失眠，隔天就很難受，這回經歷每週至少三個夜晚失眠，持續了兩三週之後，覺得生命已經岌岌可危，但我的情況仍不符合慢性失眠症的標準，因為還不足三個月。可見被失眠所困擾的人，一定比盛行率百分之十一更多。

台灣失眠症的盛行率與美國的調查資料差不多，二〇二一年自殺防治中心的調查，每十位民眾就有一人深受慢性失眠（失眠超過三個月以上）之苦。但是，約有三分之一的民眾與我同樣有過間斷性發生的失眠問題。而根據林口長庚睡眠中心調查[10]，國人大約每四人就有一人認為自己有睡眠問題。此外，沃克指出，女性失眠人數幾乎是男性的兩倍。身為失眠高風險的女性，我很想知道為什麼，但作者除了分析男性較不願意承認自己有失眠問題的因素之外，並沒有提供其他研究說明性別差異的原因。

✦缺乏難入睡的心理因素探討

我推斷不容易睡著是失眠主因，即使是頻醒、早醒，只要入睡能力夠好，也不至於受太大影響。但我不解的是，上述兩本研究睡覺專書，對為何對於難入睡這問題著墨甚少。我從華藝期刊資料庫查詢台灣睡眠研究文獻，發現中部某家醫學中心的精神科，曾執行一項研究，研究者分析二〇〇二年三月至五月連續三個月的初診病人共五百五十七人，有失眠主訴者為四百〇四人，高達百分之七十二．五，年齡分佈為十三至九十歲，其中男性一百七十六人、女性二百二十八人，女性失眠患者也是明顯高於男性，與沃克的文獻資料一致，但不到兩倍。

失眠型態以「困難入睡」者為最高，比例高達百分之六十四．八，「頻醒」其次是百分之三十三．八，早醒為百分之二十四．二[11]。這個研究證實了我的假設推論，難入睡是睡眠障礙的主因，而且如果入睡容易，頻醒以及早醒也不會造成太大干擾。

睡眠專家對於睡不著的因素探討，多半聚焦於外在與身體因素，例如燈光、溫度、咖啡因、飲食、陽光、運動等，但這些問題並不難解決。我認為失眠問題既普遍又難纏，主兇應該是壓力與焦慮問題。沃克也指出，造成慢性失眠最常見的兩個原因都是心理面向，一是對白天大量的訊息持續的關注、擔憂；二是苦惱、焦慮。

兩個原因其實很類似，用比較白話的語言形容就是大腦念頭無法停止以及被情緒盤踞，我在第三章已詳述。當大腦無法停止思索，情緒激動無法安靜下來時，交感神經就會持續活躍保持警覺因應危機，即使睡著了，深度睡眠也會較淺，REM 睡眠也會比較片段，整體睡眠品質比較差，就算睡眠時數夠，也會覺得沒睡飽。

那為何思緒難以靜止，無法放下？沃克對睡眠情境與生理介入因素有比較詳盡的介紹，但對於心理原因則輕描淡寫兩三頁，就直接進入結論。他也同意藥物或酒精對睡眠的長遠品質並沒有幫助，推薦「失眠認知行為治療」（cognitive behavioral

10 許世杰（2018），〈睡眠精神醫學～失眠睡不著！〉，《長庚醫訊》39卷5期。

11 莊慧馨、邱南英、胡淑惠（2004），〈精神科門診初診主訴失眠患者的診斷分析〉，*Changhua J Med*，Vol 9，pp254-260.

therapy for insomnia, CBT-I），最後融合已知的睡眠知識以及認知行為治療方法，在書的結尾提出十二項健康睡眠守則，像宗教家傳福音，希望人人都能睡好睡足。

個體心理學派創始人阿德勒（Alfred Adler, 1870–1937）在一九二九年發表專文，從心理上的觀點解釋失眠的原因，他認為「每個失眠的人都有從失眠達成某種目標。」（頁148）[12] 失眠被當作是一種工具，來對抗他人。他的案例中有個男孩與家人對抗，他知道家人需要他的收入，只要不賺錢就能傷害他們，於是他開始失眠。失眠也是攻擊另一個人的有效方法，例如夫妻之間，或當作合理化自己狀態不好的藉口，「如果能多睡一點，我可以做得更好」，給自己爭取特權等。這篇以「失眠」為標題的文章很短，僅有四頁，但論述很清楚，失眠者是為了某種目的刻意讓自己不睡覺，變裝成無辜的受害者。我來回讀了三遍，以一個曾經失眠者的角度思考許久，檢視自己是否企圖利用失眠當工具來對抗誰、攻擊誰、類似情緒勒索，或者當作自己工作狀況不佳的藉口，但並不覺得這理論能解釋我的狀況。

之前，我其實覺得失眠很丟臉，將睡覺當作一種能力，別人都能為何我不能，根本不敢向人公開我會失眠，怕被標籤說我精神有問題或想太多，因此不太可能以失眠為理由來對抗或逃避什麼。此外，失眠實在太痛苦又傷身體，我曾經以外在歸因認為工作壓力以及親密關係的失落造成我失眠，但不至於想刻意讓自己失眠去逃避工作或攻擊伴侶，也不可能操控自己睡或不睡。現在的優先順序更是睡覺優先，工作活力與美好關係自然會跟隨而來。總之，文獻閱讀至今，對於失眠的心理因素探討，我還沒發現能夠全然解惑的論述，也許這個問題真的很複雜，每個人也都有其個別性，很難完全被少數專家權威或單一理論解釋，自己要負起自我探索的責任。

✦健康睡眠守則

《為什麼要睡覺？》最後章節附上簡單易懂的重點摘要，教讀者如何睡好睡足。因為睡眠已經比較穩定，我不再抗拒任何知識道理，將守則一條一條細讀，尊敬地將書本讀到最後一頁。只是，仍困惑的是，這些原則大部分早就都知道，有些也成為生活的一部分，為何還是失靈？

守則通常一目了然，嘗試地跟著做也不難，問題應該就是無法持續成為習慣，

12 Henry T. Stein（王玄如譯，2022），《有一種勇敢叫做自己——阿德勒夢之理論與精神官能症》，台北：張老師文化。

生活畢竟有太多干擾與誘惑。作者列出兩整頁共十二條的健康睡眠守則，雖然無法短時間內全部養成習慣，但經常提醒總是有幫助，面對睡覺，只能更謙卑，不敢再得意忘形，我整合歸納成六點，比較容易記住：

一、固定上床、起床時間，下午三點之後別午睡
二、適度運動、曬太陽
三、避免咖啡因、尼古丁、酒精、藥物；睡前吃大餐、喝太多飲料
四、睡前要放鬆、洗熱水澡或泡澡
五、臥室環境：暗、涼、靜；舒服的床、沒有電子產品
六、上床二十分鐘若無法入睡，起床做些輕鬆的活動，直到睡意產生再上床。

以上守則，一、四、五這三項我都還做不到。家裡空間很小，客廳當工作室，臥室兼電影院，手機仍放在床頭當時鐘用，不能沒有電子產品，能做到的是晚上九點之後轉飛航模式。之前對於任何守則都敬謝不敏，但這回被嚇到，乖乖整理當指南，迷路時可以找回方向，對我相當有用的是最後一項，只要超過二十分鐘睡不

著，就別繼續掙扎了，鬆動了我之前固執的觀念，以為努力與意志力可以解決一切問題，但面對放鬆，面對睡覺，這種意識形態是行不通的，只要不繼續掙扎想要睡著，即使是做一點家事整理的工作，甚至滑手機，做點平時想做卻沒時間做的事，比堅持要睡著容易放鬆，不至於造成更劇烈的痛苦循環。

能從之前不屑的守則獲益甚多，讓我聯想到佛洛姆在《愛的藝術》[13]書中強調謙卑是理性的基礎，唯有謙卑才能脫離自戀、自以為是的全知全能自我，進而發展出客觀的能力，也才能實踐愛的四大基本元素：了解、尊重、責任、照顧。睡不著就是失去愛身體能力的指標，而我，再一次看見自己的傲慢與無知。

✦努力不努力：睡覺無法被強迫

在多次失眠的夜晚，我常以為再努力一下，一定可以睡著，意志力與堅持度很重要，若起床做其他活動，怕會更清醒睡不著，前功盡棄。何況躺在床上時，通常都已經很累了，什麼事也不想做，提不起力氣做什麼，就繼續躺著。但「努力」睡

13 Erich Fromm（梁永安譯，2021），《愛的藝術》，台北：木馬文化

覺的下場幾乎都不太好，情緒會跟著上來，氣自己無能，都這麼努力了，還是徒勞，形成可怕的負循環，滾動出更大的風暴。

這與靜坐的過程有點類似，越是急著想放鬆閉眼坐好，反而開始頭痛。早期在禪寺學靜坐，禪師反覆提醒「身體放鬆」、「放下」，就是不得其門而入。像一隻小狗緊緊咬住完全沒肉可吃的大骨頭，咬得嘴巴臉頰都很酸很累了，但就是不知道怎麼放掉嘴裡無用的大骨，即使是一個非常非常簡單的鬆開動作。

就在每天書寫研究睡覺能力的過程，我發現三個字「不用力」對放鬆很有用。只要覺得難以入睡，就起身坐在床頭靜坐，默念一兩次「不用力」，閉上眼睛幾秒後，就會察覺到某部分身體很緊，例如雙手、肩膀、腹部、臉頰、眼球、鼻子、嘴巴，這些繃緊的身體部位都需要用力去支撐。奇妙的是，一旦被看見、被理解，就會放鬆，而且身體上下是相通的，會互傳訊息，彼此告知收工時間到了，可以休息了，整個身體就全鬆了。

有天晚上靜坐又不順，一直無法放鬆，越是勉強要求自己放鬆，頭就更脹更沉，就在這時，「不用力」三個字出現，身體開始變輕，頭痛消失，可以穩穩坐著。隔天清晨書寫，才理解要自己「放鬆」已經成為一種目標，對習慣努力達成目標的我而言，已變質成為壓力，不能再用了，換成更具體的「不用力」三字，身體能清楚接收訊息，只要不斷練習就會成為習慣，這有點諷刺，連讓身體「不用力」都得學習，得努力才能習得，才能擊退急躁或焦慮。

讀《恐怖的自體免疫疾病療癒聖經》——失眠也是一種免疫疾病？

有段時間，我很好奇自體免疫疾病，不解為何人的免疫系統原本是要保護身體對外打仗的，但卻反而回頭攻擊自己的身體，好比國家的軍隊，原本應該對外卻反而將砲口對內，這一定是有了內亂。身體若比喻成一個國家，各種器官、組織、細胞如果相互合作支持奧援，那身體自然會健康，免疫系統就能專心對付外來侵入者。但當身體的各部系統、器官、組織、細胞失去平衡，某些系統掌控大權，壓迫其他器官拼命工作不得休息，終究會有爭端，誘發免疫系統介入參戰，以為有了外敵。

我在學校圖書館期刊資料庫查了一些資料，也閱讀美國醫學博士巴倫汀（Sarah Ballantyne）暢銷著作《恐怖的自體免疫疾病療癒聖經》，發現免疫疾病的嚴重性出乎我原本的認知，至少有六、七十種症狀被列入，連睡眠障礙也與自體免疫疾病的出現相關（頁25）。她指出，睡得越少，存活的可能性越低，這與所有睡眠研究結果都一致。然而睡眠不足是自體免疫疾病的成因，還是反過來，是自體免疫疾病而導致睡眠障礙，誰是因，誰是果，似乎又是雞與蛋誰先的問題，無從驗證。總之，已經有太多研究，證明失眠與百病相關，只是為何難以入睡的因素探討仍相對少。

自體免疫疾病來自身體內戰，是否也與心理衝突焦慮相關？生病有可能是某些人逃脫重大壓力的方法，是無可奈何的自我防禦，當覺得已經無力滿足重要他人或自己意識的要求時，無意識地讓身體暴露風險而生病，讓控制者減緩壓迫或轉移焦點。但防衛方式一旦成為習慣，遇到危險或挫折就轉向自我傷害，自己就成為自己最大的敵人。

每個人某種程度都經歷過他者的控制，在自覺完全無力抵抗時，唯有生病，控制者才會暫停放手。控制者多數是重要他人，包括父母、兄長、老師、職場老闆、伴侶、照顧者，也有可能是自己，內化認同社會價值規範的自我，太明顯的自我傷害可能會更惹怒控制者，無法取得同情，因而只能隱藏地希望自己生病，暗示或誘發自身的免疫系統自我攻擊。以自毀的方式來逃脫重要他人的控制或責難，這方法一旦成功，就會慢慢成為因應壓力的慣性，神經迴路一旦建立，要更改就不容易了，身體內戰就再也不易止息了。

同樣的道理，失眠某種程度是否也是心理矛盾相互衝突有關。人為了適應外在世界而自欺欺人，但心的本質仍偏向統合內外一致的，有另一個自我是知道真相的，這種內心的衝突拉扯讓身體難以放鬆，會一直消耗能量，也會大量製造廢物。我還沒有足夠的證據，證明自我防衛機制與免疫疾病或失眠的相關性，僅是我的假設。如果這個理論有部分解釋力，那看清自己種種心機與不恰當的防衛策略，或許也是預防或治療惱人的免疫性疾病方法之一，也能改善睡眠品質。自體免疫疾病目前尚無徹底治癒的藥物，失眠也沒有藥物可徹底治療，強化內在的統合與重視心理衛生或許可帶來一絲希望。

閱讀總結——忽略人際關係倫理的主流睡眠研究

參考各種科學研究之後，對於睡覺的功用與重要性更具體明確。人體內置了一個完整的醫療系統，這個醫療系統當然也是身體的一部分，需要被理解保養。也就是，每個人都配置了最好的私人檢驗師、各科醫生、藥師、復健師、護理師、生技科學家、心理學家、藝術家、宗教家等。而這整個身心靈治療與創生系統，最有效率的運作時刻就是身體處在放鬆安靜的狀態。

當身體受傷了，或遭病毒細菌侵襲，身體能快速檢驗掃描找出受傷的部位，外科醫師會負責割除壞掉的細胞，內科醫師、護理師會協助修復照顧，生技科學家製造新細胞，而他們只有在身體不動，大腦停止思考，不受干擾時才能放手專注去執行，才能相互協調合作無間，不至於吵架衝突。也因此，身體會定期自動釋放出催眠物質，就像麻醉的功能，讓我們昏睡，利用這段期間來清理廢物，修復耗損，生產新細胞。

睡覺是自然的生命本能，但為何隨著年紀慢慢長大，許多人開始出現失眠、睡不著的問題？究竟哪些因素在干擾我們？關於環境與物質因素，許多睡眠專家已分享不少資訊，也提出克服方法，然而在社會文化與心理的領域探討則相對有限。

我比較不解的是，這些睡覺專家，對於難以入睡的原因討論都不多，難道因為他們是人生勝利組，沒有難入睡的問題？他們皆是菁英中的菁英，不但頭腦好，智力高，外型佳，又有性別的優勢、文化優勢，成長過程創傷、挫折、被壓迫、被不公對待的機會或許相對低，自信強、自我感覺良好，該睡時就睡，沒什麼不能放下的，畢竟隔日醒來，世界還是他們的。他們的睡覺本能從沒被破壞過，所以少有睡不著問題？

當然，我對他們人生所知有限，如此推測分析實在有失公平客觀，只是想提醒每個人都應該去分析同理自己的處境，不須與任何人比較。

對於非人生勝利組的人，睡覺這塊聖地，有可能早就被侵門踏戶，面對睡不著的問題，除了客觀科學知識之外，還有龐大的自我工程要改造重塑，而且這部分只能靠自己，回到自己與自己的關係。放下緊咬不放的千頭萬緒，暫停憂國憂民，義無反顧的去睡覺，這誰也無法代勞，但我樂觀的覺得，這是有方法的，這是可以學習的，也可以尋找支持系統，多與人交流分享會更有力。

楊定一與沃克這兩位男性睡眠專家都甚少提到人際與倫理關係是影響睡眠的關鍵因素，但我覺得這是難以入睡的重要因素之一。許多人並沒有自己獨立睡覺的空間，或者與他人共居，因而很難想幾點睡就能幾點睡，關係會因緊密相處而摩擦與糾葛。我在YouTube聽沃克被邀請到Google公司的演講，他已是世界知名研究推廣睡眠的權威，但那場演講讓我印象最深刻的，是台下一位年輕媽媽的舉手發言。

這位媽媽說她聽完演講後相當緊張，因為家裡有兩位一至三歲的幼兒同住，已經很久沒有辦法好好睡了，也沒有可以解決的辦法，聽了沃克對睡覺的研究結果讓她非常焦慮，不知如何解決自己的兩難困境。

那場演講完全沒有提到關係中的責任倫理是影響睡眠品質的重要因素，未考量生活在緊密、緊張關係中的人，例如有小孩的父母、長期照顧者、以及無法擁有獨立房間睡覺的人。

目前多數人仍與一個以上的家人同住同睡，尤其東方社會，除了伴侶之外，與父母、小孩、兄弟姊妹、朋友共用一間臥房的機會相當高，這時要做到規律的睡眠時間、以及保持臥室的暗、靜、涼、無電子產品幾乎不可能。大部分的人日常處於關係中，只要關係一緊張，就無法放鬆，影響睡眠。尤其根據吉利根[14]的研究，女性道德倫理觀特別重視關係，重視人與人之間的連結與相互關懷，不忍傷害他人，不捨他人苦，也因此，照顧睡眠還不穩定的嬰幼兒責任，多半都落在女性的肩膀上。女性陷入人際關係的牽絆交纏機率較高，是否也是導致女性失眠多於男性的原因？

如果選擇獨居，沃克的睡眠守則比較容易做到。但問題是，獨居讓人最害怕的問題是孤單、寂寞、沒安全感，尤其是女性。害怕、焦慮、不能放鬆是睡不著的主因，好好睡覺必須建立在足夠的安全感，不僅是心理因素，還包括環境夠安全，因為一旦睡著，我們是脆弱難以防備的。

無論獨居或與人共居，在社會資源與男女生理不對等的權力結構下，女性的生存安全感普遍較低。女人容易成為男人的獵物，被肢體攻擊、強侵，被各種形式控制，面對不公平不正義的社會情境更頻繁，這現象是跨越時間空間普遍存在的。女性會不會因而比較怕獨居、怕落單，所以對關係特別重視？很多女性是生活在更複雜的家族與社會關係網路裡，因為對關係的依賴較深，就比較容易妥協自己，遷就對方。

由於每個人的身體與成長歷程的差異性，除了閱讀他人經驗，還是得勇敢地面對自己獨特的處境與焦慮，夜深萬物靜寂時，失眠是很孤單的，親朋好友都睡了，無人能分擔，自己的睡眠問題只能自己救。

---

14 Gilligan, C. (1982). *In a Different Voice*. Harvard University Press.

第五章

為何「我」不是我，不能想睡就睡？

睡不著的原因個別差異很大，即使面對同樣的物理環境，每個人的反應卻不同。有人不能忍受一點吵雜，有人得打開電視，在人的聲音中反而容易睡著。物質對身體的影響也是個別差異很大，多數人喝點酒會放鬆好睡，我喝酒則會清楚聽到心跳的聲音而更清醒。就連咖啡因的作用也有不同。睡眠專家一致警告下午兩點過後，最好不要喝有咖啡因的飲料，但我的家族也有人晚餐後習慣喝一杯咖啡，也有多人晚餐後喝有咖啡因的烏龍茶、紅茶，卻完全沒有睡不著的問題。外在環境與物質對睡眠的影響已累積不少實證研究，包括助眠藥物，但每個人的反應並非相同，自己得去摸索試驗適合自己的方式，不能完全聽專家的意見。

不過，外在因素基本上比較容易察覺與改善，更難的挑戰是深夜裡那些停不下來雜念。他們是什麼，從何而來，為何我不是我，不能想睡就睡，是誰奪走了生命的自然作息？身體被大腦壓迫無法放鬆，但大腦又是被誰管控無法安靜下來？要察覺無意識思緒，其實蠻難。

一九八九年在美國讀研究所時的必修課「人類行為發展」，教授要求的期中報告是自我分析，主題是「我如何成為今日的我？」，我印象深刻，一方面興奮有這麼好的事，分析自己竟然可以是正式的作業，然而後來才知道，一點也不容易，我光是想確定「今日的我」是什麼模樣，就花了很多時間，每天都有新的答案，出現新的自己，要分析哪一個自己？我拖到最後一刻才將報告交出。從那時開始，就更常問此刻的我是誰？喜歡這樣的自己嗎？為什麼會變這樣？這些質問漸漸成為一種習慣，像是長出了另一個自我，有距離地在觀察另一個在日常生活中快速移動的我。

三十多年後，我再度用這方法來研究睡不著的我，究竟是哪個我無法入睡，這個我怎麼長出來的，這一問，答案一個接連一個出現，有些是普同的，只要是人，大概都得面臨的問題，但也有些是個別的，是獨一無二的個人處境。

生存與孤獨焦慮

第一個進入我腦海的是「生存焦慮」，但這應該是每個人都要面臨的，只是存在的社會環境不同，面對的挑戰也有差異，我的生存危機應該是高的，是明顯的，才會首先跳出。

人從準備好要脫離母體那一刻開始，生存挑戰就一連串開始了。有些嬰兒的出生過程是快速被醫生雙手輕輕抱出，而有些卻必須生死交戰多時甚至多日，才能通過窄窄的產道。子宮破水時刻，可以想像對住在裡面九個月的嬰兒，如天崩地裂世界末日，被推出子宮的過程與逃難無異，艱辛危險。出生後許多年完全得依賴他者，餓了口渴了不一定能立刻得到餵食，即使尿布濕了，也得慢慢等待照顧者發現，才能替換，被打被罵都無法還手，自主性低，也難以理解，只能用自己的直覺經驗去建構外在世界。

事實上，我們的一生都得與他人共生共存，無法靠己之力克服天災人禍。然而，人類社會除了合作互助相親相愛之外，競爭、壓迫、霸凌、暴力、剝削、控制等相欺相凌現象也幾乎是所有社會的必然。由於彼此之間相當程度的相互依賴與牽制，他人的眼光深深影響一個人的存在，會內化成為部分的自己。而有影響力的重要他者很多，有些甚至是書本、電視電影、網路媒體的人物，都可能是我們模仿的對象，當我們認同某個價值、文化、或名人偶像時，等於創造一個新的自我。於是各種不同的自我層層堆疊交叉，這些「我」可能合作一致對外，但也經常會彼此衝突角力，爭取控制權與擴展空間。

自我概念來自與他人的互動過程逐步打造，建立在一連串的行動經驗以及與他人的比較，表面上是「自我概念」，但實質卻是來自社會與他人的形塑，是生命經歷的複雜縮影，有些可意識到，例如覺得自己是準時信守承諾、努力向上、樂善好施的人，但有些是無意識的，特別是陰暗面，雖不曾現身卻有極大影響力，例如自卑、無能感、焦慮等。

我們有多重的認同、多元的欲望，你中有我與他，我中也有你與他，彼此之間有時協調一致，有時對立衝突，一個人可能同時是自信又自卑，既善又惡，貪婪又慷慨。睡不著的那個我或許僅是一部分的我，這些「我」是外來的，是社會化過程產生的，若能現身，應該是可以好好溝通，讓他們學習進退之道。有時我會開玩笑，我們認賊作父，以為這個賊是真正的父親而為他效命，結果寶貴的人生就這樣被偷了。

人是食物鏈的頂端，懂得合縱連橫，彼此合作又競爭，努力繁殖拓展領地，無法克制地囤積儲糧，個人、家族、國家都在劃地為王，當所有生物都不是對手時，最大競爭者就是自己了。演化千萬年的人群集結成社，每個大小社會都有些既定的共存規則，彼此牽制，周圍的親人、友人、覺得良善的人，隨時都可能轉化成為惡人，一生都得學習「恰當」的行為舉止，才能少冒犯他人，少衝突，才能生存。

每個家庭、每個社會存在條件不同，生存規則也不同，而每個人的天賦才能特質也不同，適應力差異相當大。社會與社會之間，每隔一段時間，就會大戰，爭奪空間、食物、資源與權力，大量傷亡之後，再重新分配資源，重訂規矩。不打仗的時候，則努力生產練兵，精進武力，一方面防衛強敵來襲，一方面繼續找弱者攻擊，總要一直擴展，遷移，攻城掠地。

長期累積的人類戰爭史與大大小小不止息的爭鬥，我們基因裡皆有不安的記憶，有隨時備戰的警覺。內在恐懼深不見底，對資源、愛、關係等安全需求也有如黑洞，彷彿永遠填不滿。從小被教導「人無遠慮必有近憂」，「天將降大任於人，必先苦其心智，勞其筋骨，餓其體膚」，社會要磨練出的是鋼鐵人，人上人，若打不贏別人，就必須回頭練功磨練自己。自由快樂從來就不是主流目標，清閒無事好睡好眠，也不是人類社會的日常，活著需要很多努力，並非理所當然。

只要稍微翻開人類社會的陰暗面，回顧各種存在威脅，身體病痛、意外受傷、親密關係中的控制壓迫、社會他者的競爭與敵意，就能同理自己為何長出這麼多的「社會我」來因應，也能同理為何在夜深人靜時會心思洶湧，難以放下而失眠。

我發現能「同理」不能入睡的自己太重要了，之前當失眠嚴重的時候，常會生氣，責怪自己連睡覺這麼基本的能力都不會，責怪自己躺在床上浪費寶貴時光，讀完博士學位又怎樣，大學教授又如何，面對睡覺卻如此低能，我將睡不著視為一種挫敗無能。對自己不滿情緒越多越沮喪，更睡不著，只有一點一滴看見過去所承受的壓力與處境，溫柔相待，讓「社會我」慢慢退去，睡意才會來。

分析至此，看見了偷走我睡覺本能的主兇是努力不懈的社會我與相應而生的焦慮，幾乎占滿了全部存在。已經有意識地減量工作多年，但效果不彰，一不小心就工作滿檔，才會導致這回大塞車，身體失衡。拒絕喜歡的工作並不容易，一方面與一群同好一起學習交流是很充實的，也享受與社會連結的喜悅與被重視感，另方面也不確定是否有能力與外面世界距離太遠，怕被社會遺棄落單。

我有能力每天宅居在家，不覺孤單、無聊、空虛嗎？這樣的生活有比較好嗎？關係一旦疏離了，很難回得去，我能忍受被遺忘嗎？喔喔，最難拒絕的不是別人，而是焦慮沒有安全、不知自己能否孤獨活下去的那個自己，是為了因應一波又一波存在焦慮，已不知生命本然為何物的自己。

精神文明的綁架

除了生存壓力讓人難眠，人類社會演化出的思想、價值、意義、道德、倫理、社會規範、生命目的意義等精神文明，以語言文字記載，一代傳一代，深根柢固，這種特有的人類精神文明，經常與生物性本能嚴重衝突，甚至取得巨大控制力量。

人種已經演化到自稱「萬物之靈」的超自戀狀態，對弱勢的他者與自然環境侵犯控制，相當霸道傲慢。為了要實踐這些文明價值目標，學習深不見底的社會文化，當然也必須控制自己的身體，壓抑欲望，以及某些本能衝動，努力發展智能，累積資源與關係，才能有所成，免於他人宰制。我們不但成為社會的一員，更想被愛、被重視、甚至被仰望。熬夜工作、計畫未來、照顧他人、讀書、聊天、追劇、開趴等等，睡意被其他想做該做的事包圍覆蓋。這些意念與欲望或許也是為了適應生存於人類社會、與他人連結、自我實現、或基於好奇與興趣，但所有的努力、渴望、或自我期許，這些心念對於入睡而言就是魔，能不能暫時放下是入睡的關鍵。

我經常被嘲笑「想太多」、「敏感」，早期的我很防衛，認為是嘲笑我的人「想太少」、「沒深度」、「無感」，對自己的「敏感」還頗引以為榮，直到睡眠失調才招認自己執念太深，已經越過身體的界線。一層一層掀開普遍性人類存在議題之後，似乎比較能同理難入睡的身體，也看到可憐被壓迫的身體。一直以來被許多社會文化文明吸引，總是想多看多學多體驗，導致與自己的身體的關係漸行漸遠，幾個月來分析為何睡不著，說來說去，失眠與存在焦慮緊密相連，總擔心自己錯過了什麼，貪生又怕死，卻沒想到，一旦失眠，錯過的更多更徹底，也更接近死亡。

不過，知道世界上有這麼多人與我同樣有睡不著問題，明白這是處在文明社會的共業，我並非唯一被打敗的人，自我貶抑苛責的力道減輕不少。而且更確認睡覺與生存緊緊相扣的因果關係，清楚明白一天中至少要有三分之一的時間專心睡覺，才能活下去，才能繼續扛起壓力承載生活的挑戰，創造更美好的人類文明。理性認知是行動的基石，是實踐的動力，唯有一次一次美好的循環體驗，才能成為習慣。

未療癒的創傷

無可避免的文明適應與生存競爭，帶給每個人無止境的挫折創傷，有些傷無法完全痊癒，以各種面具遮掩，在深夜萬籟俱寂時刻會浮上來或在夢裡重現，讓人難眠。創傷會留下記憶，尤其是兒時的創傷無能力理解，沒有語言可表達，情緒會烙印在身體的某個角落伺機而動，照顧者若敏感度不足、能力不夠，無法及時回應幼兒的焦慮恐懼，更多的創傷將緊接而來，小孩性情可能會越敏感防衛，而照顧者也會更有情緒，長期惡性循環會固著成型，當被認定是個人特質或性格，改變就更難了。

許多創傷記憶如陰影緊緊跟隨，影響我們的行為，但多半不被意識到，無法被自己同理，也無法被他人理解。有一位年長的男性參與我的讀夢工作坊，分享一個重複的惡夢，他從青少年開始夢到自己被追殺，後續四十多年，類似被追殺的夢經常出現，場景不同，空間不同，裡面的人物也不同，相同的是都因被追殺但無力抵抗而驚醒，到了將近六十歲時，被殺的夢出現更頻繁，導致他不敢睡覺，害怕睡覺，必須喝酒才能入睡。

由於夢開始於青少年時期，他覺得夢裡追殺者讓他聯想到大他兩三歲、有暴力傾向的哥哥，才慢慢說起兒時經常被哥哥霸凌的往事。有一回哥哥拿著小刀在客廳追他，他驚嚇大叫，正在養病的母親從樓上下來要勸架，沒想到哥哥手上的刀刺傷了母親的肋骨重傷，經過半年的治療才復原；然而母親原本身體就不好，一年後病世。他從此課業中輟，期間有經過心理師與精神科醫師的治療，但都能沒有讓他回到學校，也不再相信精神醫療或任何心理專家。

當他說起母親在他十二歲時就病逝，往後人生沒有母親的日子很不好過時，淚湧如泉。他在現實世界是成功的企業家，平時與他人互動自信強勢權威，但在這個被追殺的反覆夢境中，卻從來沒有正面抵抗追殺他的人。在夢的引領與十餘位一起讀夢的同學專注傾聽下，他慢慢敘說往事，童年的無力、不能保護自己、不能保護母親的痛苦與難堪，隨著淚水融解釋放，壓抑隱藏四十多年的體內幽靈終於得以解放自由。

年少時的無能、內疚自責、哀傷、失落，這些無法說，不能接受，不敢觸及的，就一直停留在潛意識裡。他早已經脫離哥哥的暴力與控制，因此，夢裡那個追殺他的人，可能是自責內疚的自己，也可能是無法直視的恐懼。他分享夢之後大約有十餘年，我陸續有與他見幾次面，他說自從在團體中分享此夢之後，這個重複被追殺的夢就不再出現了，也不再害怕睡覺。

能在十幾人的團體面前敘說自己的生命故事，與他人連結，就像內在陰暗的角落開啟了一道門，讓光與新鮮的空氣進來，以眾人之力一起清理，自責內疚恐懼現出原形，被理解接納，傷口被撫平，就不會變身為惡魔來攻擊作怪[15]。造成失眠的

15　汪淑媛（2016），《夢、覺察、轉化：南勢角讀夢團體現場》，台北：心理出版社。

不是夢，是內心的糾結與陰影，惡夢是反映內在的心結，睡不著是反應受傷卻沒被療癒的身心靈焦慮。

未療癒的創傷會持續衍生病毒腐蝕身心，但我們總是沒有足夠的時間與能力察覺，或者根本沒勇氣面對。夜深人靜時，身心的傷才有機會被感覺，若將睡不著當作是徵兆，是好心的提醒，呼喚我們該去修復重建傷痕累累的身心靈，與睡不著關係將從對立轉為合作的同盟。就像惡夢是好意也是警報，為我們爭取一些時間提前因應潛藏的危機。

睡不著也是創傷

諷刺的是，長期睡不著的痛苦，也會造成創傷後壓力症候群，發展出新的恐懼。有一段時間，我到了晚上睡覺時間來臨就會開始緊張，一碰到床就害怕，得先躺在沙發看書緩衝。失眠真的很痛苦，而且後續影響深遠，必會導致身心虛弱，連環拖垮工作與人際關係，也會相當厭世，是重大挫折，當然也是創傷。

當我處在失眠高峰期，一躺在床上（創傷現場），大腦、眼睛、鼻子、嘴巴、整個臉頰就自動繃緊，但我通常無法快速察覺身體的緊。一開始幾乎被焦慮完全綁架無法自主，總在床上翻來覆去一段時間，煩躁怨念升起，自我厭惡，心情壞到極致後才看見自己的情緒。我太在意要睡著了，無法瀟灑大器地說「睡不著也沒關係」，因為太害怕失眠，反而阻礙了入睡，一到了睡覺時間，就有壓力，擔心又睡不著。只要一害怕，天兵天將立刻從身體四處湧出，準備打戰似的，睡意反而全消，「睡不著焦慮」已成為無法入睡的主因。

過去的痛苦經驗印記太深，很難抹除，一回到創傷情境，就會誘發之前的失敗經驗。成長過程，創傷有大有小，有長有短，輕重不一，但沒有人不受傷的，都會留下某種程度的心理後遺症。即使被呵護的嬰兒，在媽媽懷裡慢慢入睡，一被放到床上就醒來，想必對床有很不好的經驗，因為經常醒來孤單一人，無人在身邊，放聲大哭，以為被遺棄了。或許因此，許多嬰兒需被抱著比較容易睡著。

當床、空間、與睡不著的經驗連結之後，我們的大腦會被制約，如同嬰兒被穿白制服的護士打針之後，一看到穿白衣服的人就會哭或逃避，喚起嬰兒打針的記憶。難以入睡期間，當我意識到臥室裡的床已經與睡不著記憶連結了，心想，怎麼辦，又不可能立刻換床換房間。有一天，過了十二點仍無睡意，但知道身體累了，突發奇想，將身體轉一百八十度，床尾當床頭睡，不用枕頭，覺得身體貼在有點涼涼的床墊上很舒服，像在冷熱湯交替浸泡身體逐漸鬆開。相同的房間，但睡不同方向，如同換個地方睡，視覺空間就不同，像換了新房新床，也隔離了床頭那些書，隔離多次失眠夜晚的不愉快記憶，也許能打破制約。我被突來的創意吸引，覺得有趣好玩，滿意自己能彈性變化，不久睡意就來了。而且這次的睡著經驗很特別，不是不知不覺莫名其妙就睡著，而是有意識地，好像已經知道路徑，在還沒睡著之前，意識到自己正要睡著，水到渠成，不慌不忙，靜靜地等著另一次元空間緩緩開門讓我進入，是相當新奇的入睡經驗。

那個夜晚我進入非常深睡狀態，一覺醒來，天還未明，由於身體在床上的方向與平時相反，看到的視野也不同，睜開眼睛有好幾秒的時間，無法辨識我在哪裡，但心情甚好身體很放鬆，這是與睡覺之間的溫柔親密體驗。非常意外這麼小小的改變竟然也有用。此外，只要躺在床上無法入睡超過幾分鐘，感覺自己是越來越清醒，而不是睡意漸濃，就離開床，接受失敗，不再纏鬥，也別動怒，直接到工作室閱讀、寫幾個字、或為隔天工作做準備，這些小策略都能慢慢弱化睡不著的創傷，轉化心情。

「受害情結」是睡覺殺手

前文提到睡眠專家們鮮少詳談親密關係議題如何影響睡覺質量問題，但對我而言，這卻是迫切得面對的問題。在嚴重睡不著的時候，我同時受困於親密關係的衝突中，然而，究竟睡眠問題是因，關係衝突是果，還是反過來，親密關係出了狀況而惡化睡不著問題，這兩者之間的因果關係是什麼，經過一年多的觀察體驗，我前後觀點有些不同。

生存本身的焦慮、創傷與執念，是群居人類的宿命，幸運的話，有親密的伴侶家人可以相互照顧陪伴，有份穩定的工作可安身，集結成社相互壯膽增權，團體的力量總是大於一個人，多數人都選擇或無選擇地活在關係中。然而，也因為生命的挑戰與壓力從不間斷，即使是血親家人，彼此差異也甚大，關係要和諧一點也不容易。

我與Bill的生活習慣、價值倫理觀、文化、年齡以及性情諸多面向差異甚大，多年來關係緊張衝突頻繁，總認為這是影響睡覺質量不好的關鍵因素，但也一直無解，問題周而復始一再重複。分析書寫為何睡不著的一開始，得大量地寫出對他的不滿情緒以及生活中的衝突細節，盡情表達宣洩之後，才能進入主題。而在睡覺質量都穩定了一年左右後重新回頭閱讀，過去自我面貌從文字裡清晰可見，無可遁逃。我發現自己有「受害」情結，很多的委屈不平生氣憤怒在夜晚入睡前仍無法放下，緊緊包覆，覺得可悲可憐，這是影響睡眠品質的重要因素之一。

在親密關係中若認為自己是受害者，那受傷是雙重的，除了覺得不公平之外，更大的傷口是認為自己沒有被愛、被珍惜，誘發之前累積的類似創傷，覺得自己沒有尊嚴，沒有存在價值，一件小事瞬間就變大事。當無力改變對方時，會讓自己更沉溺於受傷與痛苦狀態，以強化對方的罪惡感，試圖激發對方的注意、關心。在關係中，為了讓對方內疚或有罪惡感而自虐，這是被動式攻擊，是情緒勒索。而以自己的生命當籌碼在關係中角力，對自己暴力，對他人也暴力，到了最後兩敗俱傷，受傷最深的還是自己。

當然有些人的自虐或強烈受傷是一種虛假的演出，不是真的，只是用來控制對方的手段，又另當別論。不過這也會造成心理衛生與靈性的傷害，「不真」本身，就是與自己的斷裂，而且演久了也會入戲，自我催眠以假為真，完全無法察覺。

此外，操控他人也是道德墮落，是一種惡，與靈性漸遠，對人際關係與自己身體也會有破壞性。覺得自己是關係中的受害者，不僅會出現在與伴侶的關係，也會出現在與其他家人的關係，以及所有社會關係。無論是憤怒、生氣、主動攻擊對方、或被動式情緒勒索，通常無助於問題的改善，那為何經常會被採用呢？只能說是無知與無能吧，還不知道或沒學會其他更好的生存方式，也還不懂得如何愛自己。

我幾年前出版的《好好存在》，書裡有一個章節專門討論「受害者情結」，以受害者為攻擊對方的理由，或以沉溺痛苦當工具來減低自己的無能挫敗感。但當時的情境是職場，我還沒意識到在親密關係中多少也會出現。還好，Bill不太會被情緒勒索，有的話也是相當短暫，轉身就忘記，他有堅實鋼硬的個人主義盾牌保護著，早睡早起穩定的作息不太受干擾，自己與外面社會界線分明。而我重視關係，依賴關係，一旦衝突，情緒起伏大，找不到出口。直到身心靈都處在崩潰邊緣，開車無意識地撞到牆，那一聲巨響敲醒了我，才為自己的崩壞挑起完全的責任，全部買單，把自己認回來。身體是自己的，是我對自己失責，與他人無關，那一刻覺得自己很帥、很有力量。

這種自我負責態度很快改善了無法入睡問題，更神奇的是，當我睡好，與Bill

的爭吵衝突頻率與強度也都降低。睡好睡飽醒來通常心情不錯，會散發柔和的光，柔和的風，周圍人事物會感覺到這種放鬆的能量。關係衝突無論誰因誰果，只要一端改變，就跟著改變，但改變自己最容易，最快速有效，只要與己和諧，能放鬆專心睡覺吃飯，與他人的關係也會產生相同的變化。

所以，哪個「我」睡不著？

所以，是哪個我睡不著？社會中的我？關係裡的我？本質我？

生存焦慮、創傷、價值意識形態、親密關係不睦衝突，人人皆有，但還是有許多人沒有因而難入睡，Bill就是其中之一。他的人生挫折，他的大小創傷也沒比誰少，也已經進入老年期，但這些似乎都不會影響他入睡，睡覺是他的避難所，無論何時何地都不是問題。當夜深人靜睡不著時，看著他呼呼熟睡，我既羨慕又嫉妒，尤其出外旅行時，睡不著卻無處可去，開燈閱讀又怕吵醒他，特別難受。他無法理解我為何睡不著，我也無法理解他為何能秒睡，兩人彷彿來自不同的世界。

我以寫讀來理解這個難纏的問題，提問再提問，每天清晨醒來紀錄觀察前一天睡眠狀態，也稍微分析睡好或睡不好的原因，然後反覆閱讀打出的文字，慢慢找尋答案，一點一滴拆解內在地雷，穩住情緒，阻擋睡不著可能帶來的可怕骨牌連倒危機。我將干擾睡覺的思緒都當作是魔，這些思緒本質不是魔，但是一旦越界干擾了睡覺，在不該出現的時間出現，就是魔。在禪堂靜坐，禪師會說：「魔來斬魔，佛來斬佛」，念頭無關好壞，只要起了心、動了念，注意力跑到腦部，交感神經接管保持警備，身體就無法安適，坐立難安必會導致頭痛、肩酸、腳痛、腿麻，烽火四起，這時，那些心念就是「魔」，禪宗稱之「妄想」；即使是佛，也是干擾靜心，這時候都得讓它離去。打坐時，若心念不止，身體也無法維持長時間不動，這與睡不著時身體無法靜止、翻來覆去不得安穩，是相同的道理。

那為何大腦不聽話轉動不停，是誰在控制頭部，是誰讓臉頰、額頭、眉梢、眼皮、眼球、鼻子、嘴唇、下巴、肩膀緊繃？在禪堂裡，師父經常重複「放下」兩字，若要坐久坐穩，就得清空大腦思緒。方法是一旦思緒來了，想東想西，察覺到已經沒在打坐了，別懊惱，別評價責罵自己，就讓它過，像雲朵自然飄走，不駐留，重新入定。只是，許多失眠的夜晚，那些思緒重如大石，飄不起來，感覺有什麼力量用力拉住思緒不放，那究竟是什麼？

試一下精神分析的小遊戲，用「放不下」三個字自由聯想，看看能不能引出什麼心魔。腦海快速地出現一連串放不下的受詞，放不下雄心壯志、欲望、錢和物質；放不下各種社會角色的責任義務與他人評價；放不下想成為有品味、見識、德性、正義感以及自由的主體；放不下被傷害、歧視、壓迫、剝削和欺騙的憤怒厭惡；放不下悲傷、失敗、失落與死亡的焦慮恐懼；放不下運籌帷幄要達成想要的目標，放不下工作，放不下周圍的人在受苦等等等，隨意聯想，清單就這麼長，這一連串的「放不下們」，堅如磐石，揮之不去。

其實已經練習很多年「放下」、「活在當下」，這些概念已是陳腔濫調，都不好意思再說了。十三年前用大毛筆寫了三個字「捨得嘛」，貼在家裡入門最顯眼處，斷捨離，練習再練習，還是複雜糾葛。有些「雄心壯志」已經淡忘，以為已經放掉了，但因為某個新聞又被喚起。例如二〇二一年七月中旬，看到一則新聞報導，旅居日本的台灣人李琴峰以日文寫作得到芥川文學獎，有史以來第一位台灣人榮獲這個獎，我興奮好奇地點入細讀得獎人致詞，一開場她就說並不驚訝，彷彿一切都是自然而然的。三十歲的年輕女孩，被日本文學界權威們戴上桂冠，反應沉穩淡定，如老者智者，我覺得不可思議，覺得她是一個內在自我相當強大的人，對生命開鑿甚深。反觀自己，總不脫年少浮躁淺薄，不免又自我懷疑起來。英雄出少年啊！對她的人生既好奇又驚嘆。

她讓我記起一個久遠的雄心壯志，曾起心動念要用英文書寫，在美國讀博士班時期，除了必須寫英文報告論文，也以英文寫日記一兩年，幻想自在穿梭於英語系世界，在廣大的美國歐洲大陸有生存立足之地。但是回到台灣工作之後，讀的書，台上的講課，與親朋學生同事互動，全用中文，除了與Bill說話，大腦快速又全面中文化了，中文寫日記、寫論文、寫書，埋首在小小世界裡，一晃二十年。以英文寫作這念頭，似乎已經是石器時代般久遠，沒再回頭，也確定是無法回頭了。但李琴峰做到了，有種我的世界已萎縮，而她的正快速擴大的概然！

那一整天，我搜尋所有關於她的報導，也立刻上網買了兩本她之前的小說，很想懂這個人，她的生命經歷，想知道她是怎麼做到的。而同時，那種覺得自己人生平凡無味的厭煩又悄悄升起，難道就是那種什麼都不是、也不覺有歸屬相連的孤獨虛無感，驅趕著我一次又一次的抽離、出離，奔向遠方。難道，深夜讀書，讀他者的人生，聽作者的想法，就是為了找尋歸屬感？我是這麼脆弱，忍不住要與人相比，總是怕錯過什麼，怕自己困於封閉小鎮，成為無知的市井小民，眼見他人生命燦爛閃亮，而我卻庸碌黯淡。這樣恐懼成為井底之蛙的我，必定已經躲藏在潛意識裡甚久，讓我無論處在什麼空間，都想往外跳出，才能讓一個遠方新聞、一個陌生女子輕易召喚出來，而這個我又是什麼時候成型的，是怎麼被孕育養大的？

是的，不得不追問，這種強烈覺得自己什麼都不是、總是不如人，覺得自己所處的空間是小井深井的感受是從哪來？不僅覺得比不上別人，也常覺得事情沒做好，對不起他人而羞愧。

曾經簡單地歸因是缺乏被愛、缺乏被注意，或是小時候笨拙，周圍都是比我大，比我能幹，比我成熟的人，能記得的經驗都是被忽略或被指責、批評、嘲笑……，是這些早期經驗開鑿出看不見邊界，觸不到底的黑洞。父母的江湖大，有事業要照顧，有社交圈，也多子多孫，但求小孩別出事、別生病、別做壞事就好。他們重心在事業、社會網絡、經濟問題、彼此間的關係，有問題就找能幹的哥姊們當助手，不依賴我，不需要我賺錢養家或榮耀家族，我並非他們的視線焦點……。

嗯，寫到這裡，還是有點酸酸苦苦的，中斷了一下。再想一回，還是揪心，沒想到光是寫一點年少的失落，就有味道溢出，那酸苦辛辣都還在。

所以，我的「雄心壯志」是否相對於那個覺得無能無價值的自我而存在？想要被看見，被愛，被重視的需求太大，總是無法滿足。如果不再覺得無用無能了，不再苛責評價自己，那雄心壯志是否也隨之煙消雲散？從小到大所累積的「雄心壯志」，只是想在他人面前證明自己嗎？或者對當下的自己不安不滿、沒有安全感，無法安住放鬆，才覺得彼端有更美好的地方，更美好的天空，更美好的存在，即使天涯海角也要去找尋。

離開此端到彼端，除了想離開不被看見、不覺被愛的環境，繼續攀爬社會階梯之外，另一種焦慮是擔心自己孤陋寡聞，怕錯過了廣闊天空，大地花草樹林芳香，蜿蜒山川，看不到邊際的湛藍海洋。對，就是害怕自己錯過了什麼，怕錯過美食、美景、美事，錯過有趣的人，最終錯過了一生。怕人生遺憾，幻想遠方的美好，才努力繼續前行探路。所以睡不著是否就是無法停止移動，無法與此時此刻的自己、此時此刻的周圍環境相融？

想起年輕時代相當流行的一首歌〈橄欖樹〉：「不要問我從哪裡來，我的故鄉在遠方……」。如果不是對此處生活不安不滿，又為何要到他鄉找自己，難道是真正的自己被壓抑，窒息無法呼吸，否則又為何要冒險到他鄉？又或者，美醜優劣還是有其絕對性、客觀性的，例如美食、美酒、美屋、美好的空氣、景觀、音樂、學問、品德素養等，好就是就好，議論的空間有限。追求美好是生物本然的欲望，我也想要，無關向誰證明什麼，無關壓抑，真正驅使我轉動不停無法止息的是欲望。而這些物質、環境、精神狀態的美好，都是必須積極努力才能靠近，不會從天而降，不是理所當然，這樣一想，就認命了一點，只要懂了，通了，認了，清楚知道是自己想要的，就比較不悲情，也不覺得累了。

也不知哪來的勇氣，真的去了遠方，繞了半圈地球，看過遠方的橄欖樹，雪白大地，春天融雪晶瑩剔透的山林，夏日草原上剛從地平面升起的巨大暈黃月亮以及璀璨耀眼的都會。只是，回想數十年的足跡，它們是我的故鄉嗎？故鄉果真在遠方嗎？某種程度好像是，在漂泊流浪時，經常會發現不曾謀面的自己，因為異鄉，那個被壓抑忽略的自我才得以出場現身，被扭曲的生命也才得以還原，得以重生。這時，異鄉真的是那些新冒出的自我的原鄉。有時我會脫口說出「紐約是我的心靈故鄉」，應該是在紐約讀博士班以及畢業後漫遊那幾年，與自己緊密對看相處，長出了一個之前不太熟悉的自己。有時，逃離到一個陌生、與自己原生社會文化關連性低的他鄉，將範圍縮小，反而容易發展出自我。

幾十年來，一個城市又一個城市遷徙漂流，已不清楚何處是我家。成長過程，少被家人看重依賴，雖然經常被孤單與空虛感籠罩，但也因為人輕負擔糾葛少，上頭有人頂著家庭責任，父母兄姊能力皆強，才能容許我輕盈出離，走遠飛高。隱隱約約看見，孤單空虛與自由自在之間的距離並不遠，那道牆隨著年歲的增長越來越薄，這讓我很驚奇，原來沒有被任何人強烈的愛戀、關注、控制、依賴、甚至附身，不見得可憐，也是我的好運，一切都剛好。

漂流，也許真的有找到一點自己，卻也逐漸覺得他鄉與家鄉的差異其實也沒很大。無論在何處，只要稍微久留，再奇異的美景風光也會生膩，人與人之間的爭鬥也會無情地出現，與自己原本的關係依舊會現形。近二十餘年來，我終於安分在中部教書定居，離老家僅一小時車程，僅寒暑假小旅行或回紐約小住。能守住一份工作多年，老父老母皆安心，我似乎也心滿意足，洗刷了「無定性」、「一年換二十四個頭家」的標籤。安住於一處是否就像一棵樹，往下紮根、往上伸展，幾年下來，小風小雨已不怕，就是所謂的穩定？

當大學教授，有寒暑假，不用外出工作的時間比之前在機構上班多一些。不出門的時候，每日生活差不多，清晨寫讀收信處理工作，累了遛狗逛市場、除塵清掃煮飯、游泳，撥吉他；再有空暇，走路穿梭市區逛街覓美食，養幾棵花草，幫小狗清理眼耳梳毛洗澡，睡前固定看影片讀幾頁閒書，這樣活著挺好，沒有一定要去的地方，沒有一定要達到的目標。

只是，平衡安穩了一段時間，新的困擾又慢慢出現，當越來越喜歡無目的性的隨意生活，只要寒暑假結束，回頭要面對工作、面對人群時，竟是一年比一年抗拒，對於「為人師表」、「教授」的工作漸覺疏離，覺得耗能耗力，尤其評量學生打成績、陪研究生產出論文、審查他人文稿或研究計畫、甚至擔任導師工作，都覺得是負擔、是壓力。提心吊膽學生出車禍、自殘、休學、退學，畢不了業……，然後系所每五年被評鑑，為了準備書面報告，開無數次會議，回家繼續跟著評鑑指標統整書寫並找尋資料佐證，還有一波又一波的招生與考試工作，越來越沒有耐性做這些工作，四、五十歲可以做的事，到了六十歲，都變了味。

工作應該都沒變，是我變了，或者，又有一個「社會我」滿足了，畢業了，年紀也又大了一截，又得抉擇了，但又還沒準備好放下原來的，就在這生命不同階段的轉折處，就像季節交替之際容易過敏一樣，問題層出不窮，先是出現失眠問題，然後工作一進入高峰，一不小心就車禍，身體也跟著病倒，才知仍身處江湖深處，無法自由進出，一旦遲疑拖拉抉擇不夠明快，就出了狀況。

跟著睡眠問題向內觀，看見真正阻撓入睡的並非他者，非處境，非空間，是自己，是不安矛盾的自己，是多重自我相互衝突，無法彼此相安的焦慮。也逐漸看見，那些「我」並非真正的我，是被社會他者逐漸雕塑建構出來；雄心大志並非我一個人的雄心大志，也不是相映於父母，是眾人的，是集體的；夢中的橄欖樹不是我的家，是以為可以脫離此時此刻的投射幻象。

當終於睡好睡飽，才清楚明白心能安定的所在就是故鄉，能安穩深睡的地方就是家，處在這樣的時刻就是找到自己、做自己。所以，過去以為的黑洞，事實上有底有邊的，是我沒有仔細回頭看，甚至不知道它的存在。

第六章

睡前可以滑手機、看書嗎？

「放不下什麼」的接龍探尋在大腦迴旋一段時間，寫了一堆大道理之後，「手機」這傢伙才出現，隨身攜帶的手機明明就是影響睡覺的兇手之一，我怎會視而不見？這應該不算是心魔，而是成癮，與手機合體。應該是有什麼地方很虛，或想逃避什麼，想得到什麼，或是無法安靜下來，才會機不離手，但幾乎沒有察覺它一直在剝奪我的睡眠。

為何手機成癮？

對手機有強烈依賴，不能沒有它，常常連去計算每天花多少時間盯著手機螢幕的勇氣都沒，這讓一直想擺脫各種依賴的我逐漸不安，何況這回惡果更明顯，眼睛已嚴重昏花，很害怕再也不能打字看書。即使已經這樣了，當下定決心要全面搜索自己究竟放不下什麼，是什麼大事，什麼樣的心理狀態阻礙了睡覺，沒想到日夜握在手上的手機竟然是最慢出現。

我想，手機只是代罪羔羊，會重度使用手機，應該與前面列舉放不下的「它們」有關，手機也不過是滿足需求，避免恐懼不舒服情緒、不想孤單、舒緩無聊煩悶的工具而已。問題是，手機也非萬靈丹，只要重度使用過後，經常覺得時間被偷，元氣也被吸乾，空虛、厭煩、焦慮、沮喪等還是會升起，手機裡有許多類似藥物或酒精的元素，會麻醉感官、淘空靈魂。

手機小卻藏有無限的資訊、影音、影像、圖書，統合了數不清的生存工具與武器，手機取代了報紙、雜誌、電視、收音機、錄音機、錄影機、照相機、書本、字典、百科全書、書店、百貨公司、信用卡、銀行、地圖等等，大量的人類文化文明皆可收藏於掌心，也有可以對話的機器人，只要握有一個最新進的智慧型手機，每個人都成為如來佛，可以指撥遙控處理無限事情，法力無邊。這是相當神奇的時代，我幾乎全面投降，即使已經有能力轉成飛航模式暫時脫離它所連結的外部世界，我還是將手機放在床頭，因為之前床邊會放的東西包括手電筒、音樂、鬧鐘、記事本，它都有。

回想過去嚴重手機上癮的時期，都在社會有重大危機時。如選舉與疫情期間，會大量閱讀搜尋各種來源的新聞，預測社會趨勢，用手機當作參與世界的大門。當社會無大事時，使用最頻繁的是社群網站，醒來第一眼看臉書，睡前最後一眼收LINE訊息，半夜睡不著，也打開臉書，看看臉友們有沒有更新相片訊息，與他人的連結越來越廣，往來頻率更高，川流不息，一有空閒就滑一下，但每瀏覽完一遍之後，半個多小時的光景就不見。關掉手機那一刻，會抬頭嘆氣，既累又空虛，眼睛相當疲勞，視覺模糊，而如果是在晚上睡覺前或半夜起床時，仍無法克制地打開手機，思緒被攪動，意識被喚醒，就難以入睡了。

所謂「癮」，大概就是不能克制地去行動，過完癮又覺得不舒服、空虛、後悔，但不久，卻又忍不住想再做。失眠那段期間，心情逐漸焦躁鬱悶，許多原本喜歡做的事或從事的工作都逐漸變味，甚至一直出現念頭要提早退休，結束大學任教工作，生活失去了動力，這時才有能力看見手機成癮的自己，也開始厭煩那個反覆矛盾的自己，不可愛不可敬，沒什麼尊嚴，覺得這是慢性自毀。

究竟想從手機中貪求什麼，還是逃避什麼？如果打坐之後會平靜愉悅，專心彈一小時吉他心會靜、能量會上揚，讀一本好書會充實滿足許久，外出散步、整理花草庭院、靜靜看著花、甚至打掃失序凌亂的家，都比一次一次滑完半小時手機後快樂，這麼多已知道做了之後會身心舒暢的活動，常吶喊沒時間做，而每天滑手機的時間卻是做這些事的好幾倍，這究竟是為什麼？

我並非追求潮流的人，家裡沒有任何電視頻道已維持二十多年，至今也尚未訂閱電影串流網站，每天晚餐時會看電影，影片來源幾乎都是任職大學的圖書館。為了方便與他人連結，用了臉書以及後來的LINE，已覺得社交過量，再也無多餘能量去開創新的社群媒體空間。

剛開使用臉書時，覺得與他人能快速連結，省時省力，輕易織出大片的社會網絡。尤其許多失連的朋友與老同學，因為臉書一個一個出現，過去的自己也隨之現身，我好奇他們的人生發展，好奇他們多年後的模樣，也因而比較能看見自己的變化。有時也會分享一點自己的生活點滴或對一些社會問題的觀點，讓他人認識我，可以用很少的時間知道彼此狀況，效果甚至比見面聊還深入，覺得很值得，文字影像能表達的訊息比口語還豐富，是與社會互動的窗口，也突然覺得朋友快速多起來，會覺得活在這社會上是安全的，而且可以進退自如。偶爾貼文有很多迴響按讚或留言時，覺得自己有某種社會影響力的興奮，也有被尊重歸屬的感覺。

問題是，興奮或歸屬感很快會褪去，放下手機仍是萬物孤寂，整個人反而比之前難安靜下來，當沒有其他活動能快速消除那種空虛感時，就會再度拿起手機到處逛，與物質濫用成癮有幾分相似。但以藥酒癮比喻臉書總覺得不太公平，臉書有許多正面的功能，可以提供讓人社會化與參與社會的平台，以己之力影響世界，自我實現或利他，對個人是相當大的增權，可以練習表達、激發創意，可以取暖討拍，與人連結快速，滿足被愛被尊重的需求，可以快速取得資訊，與他人守望相助，正面的價值功能很多才能如此快速席捲全球。只是，當生活逐漸被臉書塞滿時，又覺得既吵又鬧，社會性太強，自己的樣子就慢慢模糊了，內在不安悄悄升起。

覺察到過度使用臉書干擾睡覺之後，微妙的事情發生了，曝光度大減，雖然仍會注意某些人的臉書，但與臉友互動減少了，默默地看過知道就好，貼文或分享相片的頻率也少很多，滑手機時間自然隨之減少。不過，覺察是不足的，能夠與臉書保持一點距離的關鍵是有了新歡，被新的活動吸引。埋首分析睡不著原因，想要改善失眠問題成為每日生活的焦點，研究探索過程刺激有趣，與睡覺的關係也改善了，而且被睡覺強烈吸引。

這有點像談戀愛，每天夜晚來臨，就開始期待進入睡眠的國度，每一次的深睡，每一個夢境，彷彿從遠方旅行回來，讓下一次旅行充滿期待。與睡覺的美好滋味相較之下，臉書的吸引力就相對減弱了。事實上，只要睡好睡足，情緒穩定，對任何事情就比較不會偏執過度。不過，雖不再像上癮般守著手機，但覺得此生大概都離不開手機了，只能節制，不奢望完全斷離。

睡前可以看書嗎？

有人認為睡前看書會影響入睡，但我無法戒掉睡前閱讀習慣，因工作仍忙，一天之中，能安靜看書的時間也只有晚上。有時書的內容的確會讓我更清醒，或大腦思緒更洶湧澎湃而難入睡，但有些書卻會讓我安靜下來，自然入睡。

長期睡前閱讀，大約已經能辨識某些書特別會打散睡意，不宜入睡前讀，例如勵志、財經、政治、生涯規劃、恐怖推理與武俠小說、研究論文等，這類相當入世社會性的書，看了之後心更難平靜，思緒會繼續發酵，滲透感官心智，大腦等於又被重新開機，反而影響入睡，不適合睡前讀。書會助眠，也會踩到地雷，但問題不在書，仍是尚未梳理的自己。

疫情期間居家時間多，大量網購書，只要有一絲好奇就下單，一本書若有幾句，幾個概念，一兩個故事，甚至只有書名讓我有感，就覺得值得，即使只看了幾頁，不像買衣服回來不穿覺得浪費有罪惡感，或受不了自己眼光竟是如此膚淺。若發現一本喜歡的書，也會將這位作者的其他書買來，而這作者在書裡總會介紹其他書，所以書大概是永遠買不完看不完。寫到關於書的種種，就興奮起來。

在紫藤廬的夜晚，總編聊到台灣出版業以及書市的情形，對台灣社會文化的趨勢小憂，就更頻繁買書。雖然不敢奢望每月花幾千元能對逐漸衰退的書市起什麼作用，或對作家有多少鼓舞作用——畢竟一本書作者僅能得幾十塊的版權收入——但買書時少有花錢焦慮，對我而言也是個小小解放。買書看書還是為了自己，對作家與出版社的同理支持其實微不足道，反而感謝他們對我仍有吸引力，讓我繼續愛書；只要有愛，生活就有動力。

✦我以書斷念

身體到了夜晚仍有殘餘能量，尤其活動量不足，或者大腦依舊雜亂動盪無法靜止，這時拿起一本想讀的書，跟著作者的心智視野觀看世界，可轉移注意力，淡化此起彼落的混亂念頭，忘了自己的思緒。到了深夜，身體通常累了，即使是喜歡的書，沒多久也會跟不上作者，覺得周圍雲霧漸濃，眼睛開始撐不開，書頁逐漸模糊，與文字的連結斷線，這時就能毫不費力自然睡著。

適合睡前讀的書，無關喜好，關鍵是書的內容，是作者的語氣、性情。好比咖啡會讓人清醒，勵志書籍就像咖啡會振奮人心，而酒精會讓人放鬆，睡前的書最好像酒一樣讓人微醺朦朧。

決心面對睡不著問題開始幾個月，仍用老方法，以睡前看書與靜坐逐漸讓大腦思緒安靜下來，最慢在晚上九點左右，就換上睡衣半躺在臥室床旁的長沙發上看書。因為難入睡是多年老問題，睡前書也有意識地盡量避免勵志、學術問題分析、生涯規劃、心理問題、或劇情張力太大的小說，選擇可以讓腦波緩慢下來的生命哲學、文學作品、或詩。這類型的書，在身體已經疲累的時候，會讓人放鬆，自然就無法持續閱讀太久。若非小說類，通常半小時左右就會漸漸不知所云了，但只是這樣讀幾頁喜歡的書，已覺得滿足充實，覺得一天這樣結束很好。

不過，有時即使在沙發上已經打瞌睡了，一旦平躺床上又會清醒，睡不著的焦慮又發作，這時只好再給自己一點緩衝，起身半躺床頭靜坐，注意呼吸，觀察鼻子、眼睛、嘴唇、臉頰肌肉是否放鬆，從頭到腳掃描身體，只要臉部一放鬆，大腦通常就會慢慢安靜下來，有時幾分鐘就睡著，有時久一點也無所謂，當身體很輕、心很靜的時候，是舒服的，這時就比較不在意有沒有睡著。

閱讀能慢慢隔離一天中接受的各種刺激，因為是挑選自己喜歡與好奇的書，不會抗拒，對夜晚的來臨反而有期待。大腦注意力集中於書本，當累了無法繼續專注時，睡前靜坐可以繼續減弱大腦雜念的餘威，再給一點時間讓大腦安靜下來，自然就睡著了。累積多次的成功經驗，久了就成為習慣，取代之前勉強自己一定要睡著的習慣。但是，睡前讀書也是有風險，有時紀律差，手上的書一旦讀出興致，就放不下，不管睡覺時間，很像年輕時候，與聊得來的朋友相聚，常徹夜聊到天亮，因此，睡前閱讀還是會踩雷，將睡意炸成碎片。

✦什麼樣的書會踩雷？

因閱讀而失眠，印象深刻的一次是讀林文月的《飲膳札記》，那還是比較放鬆的暑假期間，夜晚從十點上床折騰至三更半夜都無法入睡，大腦比未讀之前更清醒，心情更交錯複雜。最後一次查看時間是凌晨一點半，再次起床靜坐，有了睡意之後躺平就清醒，這樣反覆多次，後來已經不敢再看時間了。由於隔天早上九點半到下午四點半，要為某社福機構視訊帶領一整天的夢工作坊，眼看著睡眠時間一小時一小時流失，心急更睡不著，覺得完了完了，隔天怎麼工作，怎麼度過這一天。也很懊惱，明明已經很多天沒出現睡不著的問題了，為何偏偏在這不能失眠的夜晚又發生。

當然，這回失眠是主因是被書刺激，還是因為隔天要工作有壓力，似乎也難分辨。不能失眠的夜晚反而容易失眠，這意味什麼？

那個夜晚，我再次被徹底打敗，無力懊惱，甚至開始生氣，最後崩潰收場，不得不求助Bill。他已熟睡好幾小時，我不好意思吵醒他，終於等到他自然醒來起床上廁所，才趁機拜託他幫忙背部按摩。我已經從手機找出Ocean of Remembrance這張CD音樂等著，他一定要有這音樂才肯幫我按摩，閉著眼睛專心聽音樂，跟著節奏從頭到腳有順序地按摩是他的冥想方式，是一種動禪。音樂播放兩首左右，從頭部到腳底依序按摩雖然只有十幾分鐘，但對入睡很有用，我終於睡著，卻也差不多天亮了。

那天很懊惱，幾個月的奮戰，以為生理時鐘已經穩定，以為入睡的神經迴路已經堅固，沒想到睡不著的問題這麼容易復發。還好，隔天的工作是在家視訊，雖然體力有些勉強，但還順利，夢團體很有爆發力，像美麗的煙火讓人驚喜，圓滿順利撐過了一天。晚上吃點東西，早早就睡著，連書都沒有打開，沒看電影，也沒有靜坐，不費力就睡著，整整睡了九小時才醒來，身體有自己的記憶算計，會自動調整，補前一天的不足。

但之後，睡前就不敢續讀《飲膳札記》，文明的氣味太濃了。換了另一本《所羅門王的指環——與蟲魚鳥獸親密對話》，這本書已經放在床頭多日，不會讓我貪讀，只要讀幾頁，就覺得夠了，滿足了，明白大自然有它的運行道理，我也只是其中的一種生物，生老病死，美麗與哀愁，與芸芸眾生並無不同，身為人的自我中心與相對應的各種文明文化束縛會暫時擱置一旁。

作者康拉德．勞倫茲與動物相處的方式、語調，總會讓我心情平靜，書本內容不會在腦海裡久久不散，也不會煽起強烈情緒。如同動物可以在勞倫茲面前自由自在，我讀他的書時，也比較能靠近原始的自己，回到生物的本能，餓了就吃，累了就睡，想怎樣就怎樣。

為何兩本書對我的影響這麼不同，什麼書適合睡前閱讀，什麼書是禁忌？書有千萬種，如何分辨呢？很多年前就大致知道晚上不能讀成功勵志的書，多以文學相關為主，然而，林文月是文學家，文筆相當優美，情感表達含蓄內斂，但為何仍讓我激動不已？它挑動了我哪根敏感神經？

既然不願意放棄睡前讀書，又要兼顧睡覺，只能繼續追蹤自己內在心思，也許就從近期折騰我至深夜無法睡的《飲膳札記》的閱讀思緒入手，看看能不能偵測出蛛絲馬跡，拆解一兩個地雷，避免未來再度引爆。

✦魚翅料理——欲望與道德的兩難

文壇學者林文月所寫的《飲膳札記》算是暢銷書，已經出版了二十多年仍繼續再刷，我至今才讀到，再一次覺得自己是井底蛙。對她的印象是來自《破天而降的文明人》這本書，從原住民的觀點去看歐洲白種人的文明與世界觀、文化缺陷、以及存在問題，相當有批判性，也相當好看，覺得譯者一定下了很多功夫。多年前發現這本篇幅很短的小書，讀了很喜歡，還拿來當作研究所心理衛生課程的參考書，也買了十餘本送人，對林文月印象深刻，但我沒有追蹤譯者的習慣，不知她有自己的著作。

會知道她寫飲食，是因為疫情三餐多半自己料理，讀了兩本許菁芳的散文，多篇關於吃，味蕾蠢蠢欲動，提到了《飲膳札記》這本經典，才想起她不就是《破天而降的文明人》譯者嗎？立刻有種信任與親切，吃了幾個月自煮飯菜有點膩了，得想點花樣了，就立刻下單買。一拿到書，當然就迫不及待想看，將原本擺在床頭一段時間的《所羅門王的指環》擱置一旁。

林文月的文字與敘事的筆調語氣我都喜歡，所以那天晚上一口氣就讀了三篇三道菜：潮州魚翅、清炒蝦仁以及紅燒蹄參，料理過程寫得非常仔細卻又不無聊，即使是躺在沙發上，也彷彿跟著作者一起料理，品嘗了食物的美味。讀到深夜，忍不住又想讀第四道菜，搞不清楚是貪吃還是貪讀，已經超過睡眠時間一兩小時了，還是清醒，毫無睡意。可能是感官被過度喚起，又無法吃到真實的美食，口慾久久不退。

然而，除了感官刺激之外，還有另一個倫理問題衝擊著我，原以為《飲膳札記》是一般的家常美食料理，我一方面好奇文學家日常飲食，但也想改良廚藝，卻完全沒想到第一道菜是魚翅。這是我不曾買回家煮、也不曾主動買回家吃，這幾年也幾乎不碰的一道菜。許多年前在宴會或除夕夜有機會吃到，父親在過年的時候會託人去鹿港有名的海鮮餐廳買，本來覺得好吃，喜歡吃，但當Bill加入我家族的年夜圍爐，開始告訴我魚翅取得的過程，描述鯊魚被割鰭棄身的慘狀，還在餐桌上秀網路照片給我看，從此很抗拒吃這道料理。

對於人類好吃稀有野獸來滿足口慾或顯耀自己比他人高一層，以增添自我價值感，逐漸覺得難受厭惡。只是，更厭惡的應該是自己不能克制的欲望。在與親友餐敘或喜宴，偶爾還是會有這些動物上桌，但多數已完全脫離動物的原貌，就是單純一道美食，在餐桌上我總是不能克制當下的欲望就吃了，或以不吃也當垃圾丟了可惜而合理化自己，只是下肚之後就後悔，覺得羞愧罪惡。其實魚翅本身無味，我喜歡的並非魚翅本身，而是其他食材與調味料襯托出來的濃湯，尤其羹湯加點黑醋味道很誘人。然而欲望滿足很短暫，道德倫理的不安較久長，無法尊敬被口慾征服的自己，欲望與道德的兩難一直在。

在美國讀書期間，曾有幾年素食，對魚肉都已經覺得腥味沒胃口了，不只是不忍，是真的覺得腥而反胃，連傳統菜市場雞鴨魚肉聚販賣區都不太能進入。回到台灣工作之後，慢慢受不了蚵嗲、蚵仔麵線這種兒時美食的誘惑，以蚵沒有腳不會走路不算動物為藉口而嘗試，沒多久就陸續被一樣又一樣的重口味葷食攻入。只是，至今仍無法毫無歉疚地吃魚吃肉，心是起伏的，有時柔軟有時冷酷無感，尤其身體相當累的時候，只想飽食一餐，什麼也無法想。此刻，尚存小小的寄望，希望有一天不再對葷食起欲望，不要覺得自己沒吃到什麼人間美味而遺憾。

人生怕遺憾，總怕錯過什麼，這是什麼心態？這些欲望從哪來？是被誰植入？動物植物會有這種擔憂嗎？欲望是身體原本就內置的，還是看到別人擁有才產生？

雖然對魚翅料理很矛盾，還是細讀整篇文章，努力克制不要評價什麼，真心地去理解、欣賞他者的文化與生活，但還是不容易。當讀到作者用一整隻土雞燉煮魚翅高湯，之後毫無眷戀地將整隻已經無味的雞肉丟棄時，感覺到心裡有什麼地方又開始蠢動不安。

第一反應是一隻雞有多少的蛋白質，就這樣被丟棄？就只為了要吸食雞的味道？好奢侈啊！品「味」就是這樣昂貴養出來的嗎？想起「香水」這部電影，天才香水師迷戀生命漸邁入成熟初綻放的少女身體氣味，活生生將少女用膠布封存提煉，我幾度看不下暫停影片，太驚悚了！但想想，人類在對待其他動物的態度，不也差不多，許多海鮮不也都是活活燉煮才能保鮮，為何又能無視於這些生命的痛苦？

我對葷食無法理所當然、毫無罪惡感地吃，這種搞不定的兩難應該不僅是在飲食、工作的選擇，日常生活大小事的取捨，到處都是，似乎也不可能在短期內改變，只能提醒自己，睡覺的時候，道德倫理糾結得失的心，判決好人壞人的內在法官都暫時放假。

✦拆解求知貪讀的心

手機、閱讀會誘發思緒及各種心理情結而讓人失眠，然而很多人都離不開手機或書本了。閱讀本身是覺知方式，與外在世界連結，理解他人怎麼看世界，或從他人的經驗理解自己，減緩夜深人靜的孤單寂寞，也多少能從他人經驗中找到部分問題解決方式。我閱讀胃口一直不錯，也許是生存的不安，能知己知彼一分，就能多一分安定；也許也是天生好奇心驅使，對周圍總有疑惑，問題很多，想從文字裡找答案。

近期重讀村上春樹短篇小說集《神的孩子都在跳舞》，突然有點懂得村上寫邊緣人的心，與讀吳明益的《苦雨之地》、《睡眠的航道》、《單車失竊記》、《複眼人》有著類似的震撼。他們的小說人物多數孤寂、靜默，被社會輕忽或排除的人，與安徒生童話賣火柴的女孩差不多。但與賣火柴女孩結局不同的是，這兩位作家裡的社會邊緣人，日復一日重複低調的生活，撐住一口氣，總會不預期地與那道宇宙微光邂逅，蠻適合當床頭書。進入他們小說裡的人物世界，白日的大事小事很快會成為模糊背景，慢慢褪去，不久睡意就來，是很好的睡前陪伴。

無論文字或影像，都是反映人類與自然百態，當然也會帶來意想不到的刺激，讓人清醒難入睡，睡前可不可以讀書，該讀什麼書，這大概得一次一次親身體驗才能知曉。若果真因為讀書而無法入睡，也別太懊惱，失眠似乎也像是發燒，是反映身心問題的症狀，尤其是還找不出原因的焦慮或慌張，循著書的內容與讀後感，逐步追蹤，讀寫並進，很可能會釣到大魚，真相大白。我之前有些敏感問題總能避就避，不太想直視，但這回為了要好好睡覺，即使讀書踩雷也不怕了，緊追不放。

不過，貪讀貪知也會傷身，熱切地想多讀一本書，想多知道一點什麼，就是一種欲望，也許害怕無知愚蠢的焦慮總在作祟，這與怕沒錢而想多存一點錢的心態似乎也差不多。常警惕自己莫成守財奴，別給錢過多權力驅使人生方向，但卻少注意到求知慾、好奇心，或者想要盡快完成什麼的欲望，也是會讓心思掀起大波瀾或經常困在疑團裡而心神不寧。我給知識太大權力了，這也是壓迫身體的魔，但這部分我察覺特別晚，之前也許是頗自豪，根本不認為求知渴望也是一種「貪念」，求知若渴的背後也可能籠罩著大片陰影，更具體地說，或許是來自知識文化的匱乏與自卑。

第七章

無意識的深層焦慮

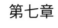

《飲膳札記》除了觸發與動物之間的倫理議題外，更大的地雷應該是引出了我對階層議題的複雜情結，攪動了過去在不同階層流動的碰觸經驗，也許是刻意忽略不想面對，或者之前根本也沒能力看清楚是怎麼回事，但那些經驗總默默影響我的存在，成了夜深人靜時無名不安的源頭。

林文月生於一九三三年，根據她在書裡的自敘，二十五歲左右結婚之前，從不曾下廚。她出身大戶人家，外公是連橫，父親曾任華南銀行的總經理，因家裡雇用專人協助家事，結婚之後才開始進廚房。我推算她開始學習烹煮名菜料理宴請同事親友這個階段，差不多一九七〇年前後，我剛上小學時期。那個時代，從我生活的世界向外延展，印象中是一個普遍貧窮的時代，許多同學是赤腳上學的。讀了她的書，才更清楚社會階層是什麼，雖然同樣是在台灣，相同的政府，看到的報紙與三台電視都差不多，但我們所處的位置很不同。

對原生家庭的評價

我的父親是家中唯一孩子，母親在他年幼時病逝，小學畢業後被招募到日本兵工廠工作，夜晚讀補校。二戰末期放假回台灣，不久日本戰敗，就沒有回日本；

青少年時期是在日本度過，但很少聽他提起在日本的事。後來閱讀吳明益《睡眠的航線》，稍微理解那個時代的背景，覺得很遺憾，沒在父親生前問他更多他年少故事，是自己無知。他二十六歲時經媒妁之言和我媽結婚後與外公家族同住。上班一段時間後，在鄰近的鄉鎮創業開鐵工廠，父母抵押省吃儉用買到的兩分地購置第一台車床機器，一開始的廠房是路邊小平房，與人分租，左右各一半。在鄉村長大的媽媽說只要有兩分地，全家就不怕挨餓；她娘家雖然有田產，即使是長女，也是唯一的女兒，但外公家產僅留兒子繼承。

父親獨立創業那年，我還沒出生。幾年後他在菜市場附近買一塊十七坪的地，蓋了三層的樓房，全家七人遷出農村搬到有街道商店的城鎮，那年我八歲。他事業逐漸擴展，然而，即使家裡經濟外表看起來已經起了變化，但母親並沒有改變節儉務實的持家習慣。她小學五年級時，第二次世界大戰才結束，戰爭結束前幾年，日本管控民生物資，基本生活相當匱乏，連白米也被管控，農民無法吃到自己種的米，印象中外婆不吃地瓜，說是吃怕了。成長過程三餐不飽與生存焦慮會深度影響人的性格、認知、價值、心理健康，如果沒有一再自我分析透視，多數人都脫離不了過去經驗的制約。

我從家裡的日常生活氛圍，可以感覺母親兒少時期遭逢戰亂躲空襲警報以及物質缺乏經驗對她影響甚深，她對日本的矛盾情結也與在日本度過青少年階段的父親大不相同。母親喜歡日製產品，只要是日本製的，都是好的，但一直無法原諒日治期間無法吃到自己種的米，也無法忘記目睹許多菜園被毀，被強迫改種稻米的場景。而父親則總是為日本辯護，說那是戰爭非常時期，平時的日本人不是這樣的。

父母從農村遷居小鎮市區大約是一九七〇年代，印象中家裡餐桌上的菜很固定，沒有什麼變化，兩大盤炒或燙的季節蔬菜，一鍋滷肉鹹鹹好下飯，一盤當季盛產最便宜的魚，最常出現的是煎白帶魚、鯽魚、虱目魚。我媽不會騎腳踏車、摩托車，天天提著菜籃走路去買菜，因家人口多，只要一天沒買菜冰箱就差不多空了，難怪她堅持要住在菜市場附近。有一天她感冒無法去市場，哥姊們剛好都不在家，她叫我到她房間，給我兩百元要我去市場買一天份的菜，交代我買哪些東西，例如豬肉一斤，而且指定哪部位，買多少隻什麼樣的魚，當季盛產的青菜一大把差不多十元，怕我被騙，還告訴我大約的菜價。

我當時一定很驚訝，不解兩百元的菜錢怎麼夠，等於我們一人一天不到三十元伙食費，她是怎麼做到的，都四十多年了，這件事至今還能記得。爸爸正餐吃得少，他習慣少量多餐，晚上看完八點檔連續劇後就會餓，總會叫小孩去第一市場附近夜市買宵夜，魷魚羹、肉羹、米糕、包子、臭豆腐、肉圓、炸蚵嗲、韭菜捲、羅蔔糕等輪著換，我常常當跑腿騎腳踏車去買宵夜，他給我的錢也是兩百元。媽媽看到爸爸從口袋掏出的鈔票，總哼一聲不以為然，叨念爸爸晚餐不多吃一點，宵夜花掉的錢足夠她一天的菜錢。

儘管媽媽很厲害，早餐地瓜稀飯配醬菜、燙青菜沾醬油、煎蛋，午餐晚餐都至少四菜一湯，營養均衡，量也夠，但我家的餐桌上的菜色無論是食材或料理方式都沒什麼變化，重複的菜，重複的簡單料理，味道都差不多。有時候沒什麼食慾，還好有爸爸的宵夜以及每週固定發給的零用錢，從小可以偷偷買零食解饞。媽媽絕對不會買零食的，覺得浪費，又貴又沒營養。寫到這裡，其實不得不佩服她從農村生活累積的生活智慧，她對食物的看法其實是很健康先進科學的，當地季節菜不但便宜，長得好又少農藥，不過度料理食物，原汁原味以及全食物概念，與美國醫學博士巴倫汀研究自然飲食法來治療免疫性疾病相當雷同。

餐桌的菜色一直到兩個哥哥結婚、媽媽從廚房退位換嫂嫂掌廚之後，才開始有些變化。但那時我已經離家在外讀書工作，我的經驗可能也不準，因為嫂嫂們總是會說，今天媽媽特別有加菜，例如多了蝦子。對媽媽而言，蝦子是不太能配飯的奢侈品，而蝦子也一定是整隻或燙或炒，不曾像林文月處理蝦的方式，去頭去殼挑蝦腸，大蝦變小蝦。因我難得回家，平時的菜色並非如此，當時買菜的工作還是由媽媽負責、媳婦負責煮，兩位兄長各生養三個小孩，皆與父母同住，我家從小家庭變成大家族，有時外婆會來小住，稀有的四代同堂，很熱鬧。

兩位嫂嫂輪流煮了將近二十年後，媽媽在七十一歲時中風，無法單獨外出了，才將買菜的工作交給媳婦，費用由爸爸直接給媳婦。我在大學修社會學或心理學時，經常反身研究我的家庭角色結構與權力關係，觀察姪輩們的成長與發展過程。

在台北讀大學時我零用錢多了一些又必須外食，才開始有機會探索家裡不常吃的食物菜餚，但無論如何也不會去碰魚翅，不但負擔不起，連欲望都不曾升起。那只會出現在喜宴的場合，絕對不是生活的日常，而且我吃到可能是人工魚翅，因為我會去參加的宴會多數普通人家，非達官貴人，高湯一定不會像林文月是用土雞、豬腳與火腿熬。飲食文化很明顯地呈現人類的社會階層差異，中下階層的人普遍會羨慕富人飲食，會在過年喜慶時刻意滿足一下。

幾年前讀《破天而降的文明人》，並不知道譯者林文月的家世背景，就是喜歡那本書，直到讀其他作家的介紹才串連起來，好奇她怎麼料理食物。我總會被藝術家、文學家、哲學家、科學家、修行者吸引，對這些人的生命經歷仍有好奇心，想知道他們如何成為他們的樣子，為何他們的大腦能金光閃閃，有自己的個性與堅持，有獨特的品味。成長背景會影響文學、藝術、哲學、科學家的風格、興趣與研究結果。追蹤知識的源起以及被創生的過成，才能理解知識的偏誤與侷限。

那我呢？我來自什麼樣的階級？寫到此，停了幾週，似乎一直在迴避這個問題，不想談它，我在逃避什麼？不想看見的又是什麼？但是，如果我成長過程與林文月差距沒那麼大，那天晚上讀了她的三道菜，會不會覺得習以為常，衝擊就不會那麼強烈？當我在窺視所謂上層社會的生活樣貌時，是純粹出於好奇，想知道他們怎麼思考，怎樣過生活，還是羨慕他們、被他們吸引，想成為他們的樣子，擁有他們所擁有的食衣住行育樂藝術文化的各種「美好」？

由於家裡餐桌簡單的菜餚，以及看見媽媽買東西時的討價還價，對每分錢的計較，我總覺得家貧。此外，她完全不會說國民黨統治時期的「國語」，很少出現在校園裡，與我的學校、與我所接觸的社會沒有交集，不認識我任何一個學校老師。父母也從不買書，沒有音樂、沒有藝術。尤其在高中開始到大城市讀天主教會創辦的私校時，與周圍氛圍相比，對自己家庭的知識文化水平是自卑的。

但那只是對外，無論到哪裡，總是很想家，很愛回家，等到讀大學時，還是每隔兩三週就很想家。只是，隨著在外的時間增長，回家住了幾天就會覺得無聊，與家鄉開始有種矛盾關係，既親密又疏離。

成長的大家庭與我所接觸的外面世界格格不入，對於「外面社會」我有很多的不解與惶恐，而對自己的原生家庭也因著不同文化的衝擊而有了評價與認同危機。或許因而大學選社會學系就讀，當時成績可上同校的法律系，但法律系完全不在我的志願清單裡。

大學時開始研讀「社會階層」以及「階層流動問題」，但我似乎已經以理智化（intellectualization）的方式包裝自己，將自己當作是知識份子，客觀地研究階層，甚少自我分析，不碰觸自己的階層焦慮。之後隨著各類型的工作機會、經濟力增長、以及長期閱讀與書寫習慣，數十年來，多少有些機會接觸、穿梭、或研究社會各種不同階層的人，我有看穿看透社會階層對我的影響嗎？為何我會讓魚翅料理搞得睡不著覺？

階層混搭的曼哈頓

在紐約大學讀博班時，生活在閃亮發光的曼哈頓，學校位居第五大道末端，各種前衛文化聚落交錯，許多電影都以紐約為背景，有時會以為自己是社會菁英，位居社會上層的幻覺。幻覺當然很短暫，因為每天生活就有著各種現實起落。我住在曼哈頓精華區，是有警衛的大學研究生宿舍；博士候選人的身分，即使有錢也未必能取得；在圖書館租一間個人專屬研究室；有當時相當昂貴的IBM筆電可隨身攜帶工作（記得花了八萬多台幣買的）。某些時候真的覺得自己在雲端，但回到公寓裡，經常吃的是自煮的廉價泡麵加蛋與青菜。每天到星巴克待好幾小時，也只買最便宜大杯的每日咖啡（daily coffee），那種已經煮好一大壺放著，濃黑有點苦，但只要加牛奶、可可粉、肉桂粉，其實不錯喝也耐喝，只要一．六二美元，以現代術語來說就是CP值高。一九九〇年代的星巴克少有自己的店面，都附屬在精緻高雅的Barns & Noble書店角落裡，可以抱著一堆書以及最新雜誌到咖啡區閱讀，沒有服務人員會來干擾我，很自由，我不在圖書館時，就會待在書店裡。

會以CP值當作消費的考量，應該是低層中產階級的思維吧！這個習慣明顯是接收了母親的價值，我自己也是開始自我分析之後才察覺到。只是，令我好奇的是，父親雖然也是經歷貧窮與戰爭，但不知為何，消費行為與母親完全不同，而且相當慷慨，當家人在餐廳吃飯時，熟悉菜價的母親總嫌貴，不斷地指這道菜那道菜自己煮本錢才一二十元，餐廳卻賣一兩百元，父親就很不以為然回她：「你敢免互人趁（人家難道不用賺錢嗎）？」認為餐廳賺錢本來就是應該的，他對小孩的教育費也從來沒有吭一聲。他沒興趣逛街購物，但有必要買東西時一定挑店裡最貴最好的，每次接到我的越洋電話，必問有沒有錢，我都「志氣」立刻回說「有」，以節儉為傲為美德，但過沒多久，他還是會自動匯錢到我帳戶。完成博士學位決定回台灣教書那年，清空了美國銀行帳戶，將剩下的幾千元美金交給母親，讓她知道我很省，或許也想證明自己的能力，可以用很少的費用完成博士學位，我一定是想取悅她，想得到肯定讚賞。一路回想，我受母親制約影響相當大，沒有所謂的「自由」意志，父母對我人生的大小選擇一直有某種程度的影響力。

紐約留學生活是一個特殊奇幻的時空，或許是社會階級空窗期，在沒什麼人認識的異鄉，只要不與人集結成社，就沒有所謂階層。階級是社會集體生活的產物，人與人之間交流比較的結果。一人獨居曼哈頓，路上有名流也有遊民乞丐，雖然我什麼也不是，是這個社會的邊緣人，但有趣的是，我這樣的邊緣人在曼哈頓不少，也不太會覺得孤單寂寞，反而有遠離傳統束縛的暫時放鬆。當在教室裡與教授同學們對話評論當代社會或心理現象時，在圖書館與期刊對話寫自己的論述時，也覺得自己像是主流的知識份子。

但我生活是兩極的，住在昂貴的地方，巨大圖書館裡有自己專屬的讀寫空間，可以放自己的書與資料，每天自由出入久了，就有家的感覺，不過我在飲食衣服方面的花費相當少，去超級市場東挑西撿比價錢，經常買打折的便宜商品，這應該是一種慣性，不全然是負擔不起；但這樣的行為，卻也常看到店員冷漠的臉。偶而去餐廳吃飯，也甚少得到服務生真心熱情的招呼，也就是在被差異對待的那一刻，我會相當困惑我是誰，他們又是誰，這是什麼樣的世界。

無論剛開始在費城留學或後來的紐約，經常會意識到自己的寒酸，不高的身材，不立體的五官，平價的服裝與素顏，以及來自落後的第三世界國家。尤其當年台灣是世界孤兒，被遺棄的島嶼，少有人聽過，幾乎無人認識認可的國家，我的美國同學經常泰國台灣兩地分不清。上課、讀書、寫論文時，覺得自己是一個研究者，一個知識批判者，是從高處看世界，但一離開書本下凡走入人間煙火時，這種貧窮感與不存在感就會浮現。紐約物資昂貴，三十年前我讀博班期間，即使在最普通的餐廳點一食一湯午餐加稅金小費，大概就是美金二十元，足夠我媽媽買一日三餐的菜餵飽全家。在這種物價高昂的社會生活，買東西必先看價錢，精打細算的習慣深深烙印。

而飲食僅是社會階層外顯的一小部分，還有外型，包括髮型、衣服、鞋子、背包、相貌、儀態、語言、知識，自己可能沒察覺，但他人一看就知，而且改變絕非一朝一夕。但可能受社會學的影響，我總是帶著「知識份子」的質疑態度，小心觀望所看到的世界，沒有急著要改變什麼、成為什麼，抗拒被同化，甚至以鄙視對物質的追求來堅守尊嚴，有時我會分不清那是防衛還是真正的價值，我經常發現矛盾與兩難。

博士畢業回到台灣教書，成為大學教授，教書二十年了，不憂經濟，但我仍像媽媽，喜歡到傳統菜市場買菜挑菜，也習慣買剛從產地採來的季節菜，新鮮又便宜，偶而還是會跟菜販抱怨今天的果菜為何這麼貴，不久前還被菜販老闆娘冷回：「你真是不識貨，這是上等菜，平時都直接被餐廳買走，因為疫情餐廳生意不好，你才有得買，還嫌貴！」被菜販這麼洗臉，也覺得自己寒酸矮了好幾截，還好我戴了口罩帽子，只露出雙眼。我一方面承襲母親的價值，卻又無法像她能自在地與小販討價還價。我脆弱，小販的幾句評價就足以打敗我，從此不向她買菜，無法在市井江湖自在行走。

我是誰？怎麼這麼容易被影響？菜販老闆娘與顧客之間的日常角力話語，為何如箭射入我心坎多日。即使菜比平常貴兩三倍，差價也不過一兩百元，為何這麼有感？東西若買貴了或浪費了，例如冰箱東西放到過期或壞掉，衣服鞋子沒穿幾次就不愛了，都會懊惱心揪。價值習慣一旦形成了，就不容易改變，即使經濟條件已經不同了。但更有感的應該是，意識裡我對於「計較精算」的習慣其實又感到猥瑣心虛、矛盾衝突，為了不要被拆穿，要嘛「大方」地買下昂貴的菜，要嘛從此不相往來。我承接了媽媽的營生能力，卻又沒有她的理直氣壯，不在乎店員的態度眼神，用起來就是忸怩不順。

我能不受母親、菜販或經濟影響，我就是我，想怎樣就怎樣嗎？對這些矛盾衝突開始不耐煩了，但寫了才知道，自己是怎樣被綑綁，所謂的「我就是我」，都還是層層堆疊交叉建構，還看不到底。

不耐煩被錢控制的日常

有段時間，我相當好奇錢如何影響人的生活，也寫了一些，一定是不耐煩被錢影響和控制，嫌惡自己花太多時間與錢糾纏，又無法像父母坦白誠實與錢的關係。我不知哪裡學來的觀念，認為以追求錢為生活主要目標是庸俗的、是低層的價值，多年來以「自由自在」為最高人生目標，然而卻陸續發現自己在很多情境一點也不自由，會焦慮、緊張、不安、自卑、內疚等等；花錢、繳帳單、付各種費用的時刻很明顯是其中之一。買東西時，不是先問喜不喜歡，而是先問價錢才來決定要不要。

到了五十歲才意識到對錢的矛盾與綑綁，看見花錢時的焦慮，覺得人生花這麼多心力時間為錢煩惱很不值，才下決心要擺脫這種不自在，直視錢的影響力。之前不能說，更不可能公開寫。我有意識地觀察自己被經濟問題消耗了多少心思，影響了多大的情緒起伏，例如花多少時間算計存款夠不夠退休養老，如何開源節流，費時搜尋網路想買更划算的東西。以為終於經濟穩定財務自由，卻仍經常捕捉到自己正在當錢奴的時刻，依舊會為了省一點錢忙得團團轉。意識上貶抑錢的價值，沒有要積極追錢，但潛意識裡卻很害怕它的流失，想緊緊抓住。

只要在人群裡，錢永遠有作用力，所謂上層社會，其必要條件也是錢。溫斯黛．馬汀（Wednesday Martin）擁有耶魯大學文化人類學博士訓練背景，以參與觀察並親身實踐成為上層社會成員的方式，深度刻劃曼哈頓上層社會的生活實境，寫出超級暢銷書《我是一個媽媽，我需要柏金包》，從房子、兒子學區、名牌、髮型、人行道上的走路權、身材、他人目光、吸引力等等，萬物皆可買，而沒錢就是寸步難行，還詳細列出需要多少花費才能在曼哈頓上東城有尊嚴地生活。作者的先生的雄厚財力，當然也是自信的基礎，讓她得以在上層社會立足，也是能完成這本書的重要後盾。

我經常在城市裡走路，無論在台中、台北或紐約，街上有許多像城堡般的豪華大樓，門口有穿著體面制服的年輕警衛，有些警衛的制服像軍裝、還有配備，那些大樓就是要展現王宮貴族的氣勢，非我族類不得隨意進入的宣示，這類型的體面與氣勢當然都得用錢買。雖然大樓走廊原本就是公共的行人空間，但我遛狗的時候，在盡責警衛眼光相隨下，就會自動快步離開，避免小狗有時間逗留抬腳撒尿占地盤。氣勢是用錢堆積出來的，人類社會的階層建構永遠離不開所擁有的物質與財富。

在紐約，有時不小心碰觸到上層社會的邊，例如去中央公園旁的豪華寬敞公寓作客，或偶爾去一家較昂貴的餐廳，整個人就會侷促不安。曼哈頓精緻文化四處流竄，在這種場合，很容易意識到衣服鞋子包包不搭，髮型不對，臉有斑，眉毛像雜草亂長，眼睛沒上眼線、眼影，睫毛沒刷黑挺翹，手腳指甲沒上色，原始不裝修的自己與周圍精雕細琢香味襲人的女性格格不入。而看到菜單上的價錢心很毛，不僅是口袋不深，也是捨不捨得這樣花錢的問題，這一刻真的不太自由，沒有歸屬感，也不會得到尊重。此外，錢僅是基本門檻，還要具備有閒有錢才能習得的技能知識，對食物料理、飲料、酒品的無知，也會立刻讓服務生辨識你不屬於這裡。每個階層都有專屬的食衣住行育樂方式，特殊的語言，特殊的文化，這些都不是三兩天可以練就的。而不同是，下層階層對上層階層比較多的是崇拜羨慕效仿，但上層者對下層者較多的是輕蔑疏離。

因此，沒錢要能在社會上「自由自在」、「通行無阻」是自欺欺人的。然而，當錢在日常中取得至高權力時，還有所謂的「自由自在」嗎？這也很弔詭，無論落入那一端，都不可能有真正的自由，都會失去重心、失去自己。我有意識地觀察探索與錢的關係多年，比較能自在地賺錢、用錢、談錢，發現財務自由也與睡覺能力養成類似，也是可以透過覺察與理性訓練逐漸靠近的。

斤斤計較時間

十幾歲離開小鎮在外遊蕩大半輩子，我相當能體會社會階層對人形成的框架與限制，位居底層的人，承受更多的歧視、貶抑、嘲弄、剝削、暴力、霸凌，被排除的空間更大。然而要能自由穿梭人類社會上下階層，避免被壓迫，經濟力僅是立基點，學識、文化品味、心理素質、思辨、了解同理他者等形而上的能力更是關鍵。也因此，要知道的事物很多，要懂的道理很複雜，要學習的文化能力無止盡，永遠覺得時間不夠用。有些重要的關卡也有時間限制，例如高中聯考、大學聯考、碩博士修業年限，以及人生的各種大小測試檢驗挑戰，時間到了就得進考場，這些社會運作機制是不等人的，失敗了大門就關上，某些領域就進不去了。

是否因為如此，我大腦裡永遠有「要把握時間」、「不能浪費時間」的指令，每天也會給自己一些必要的功課，當一天即將結束夜深人靜時，不知不覺會評價今天過得怎麼樣，想做的事情有沒有做到、夠不夠充實，若稍覺浪費或空虛，懊惱焦慮就會升起而影響入睡？我認定想徹底獲得自由，唯有努力自我精進；想擺脫無知，就得多讀多看多體驗；要擺脫無能，必須練習再練習。然而數十年過去了，在許多情境，甚至教學工作的場域，還是經常覺得無知無能而惱怒與焦慮。統整過去經驗，不少無法入睡的夜晚皆發生在有新工作挑戰的前一天，尤其是面對新的學生或必須長途跋涉挑戰體力的工作，這是否告訴我，害怕無法完成工作任務的焦慮一直籠罩著我？

對時間流失的焦慮與斤斤計較，反映對現狀的不安不滿，特別是想做的事沒足夠時間做。而該睡覺卻睡不著，又沒力氣做什麼事的時候，這樣大把地浪費時間，心會痛。然而，嘗到睡好的滋味之後，對於判斷時間浪費與否的標準開始改變了。整個人生就是數十年，時間感究竟是主觀、還是客觀的？為何短短幾分鐘的夢境，我們會覺得時間拉距很長？又為何專注時或處在快樂的時光，時間過得特別快，甚至有時根本忘記時間的存在？深睡時，覺得生命極致美好，這樣的時刻彷彿才覺得真正擁有了時間，甚至超越了時間……，嗯，好像懂了什麼。

失眠如一面明鏡，映照出一個又一個心魔，推著我去深思好好存在的路徑。貧窮無知無能未必會使人失眠，階層的攀升也未必能讓人精神安寧，恐懼害怕、懊惱內疚、厭煩難以入睡的自己，這一連串的情緒才是真正不能入睡的干擾主因。而從睡好體驗去看世間，彷彿手握著利劍披荊斬棘，無懼地回頭凝視這些心魔，突破重重文化文明的包圍與壓迫。

社會階層的迷惘與解放

繞了世界半圈，人生過了三分之二，感覺所處的社會階層在流轉變化，結果覺得什麼都不是，沒有認同歸屬。在飲食文化上，我遠遠不如林文月精緻美味，更不如兒時母親健康營養的四菜一湯。Bill喜歡煮晚餐，經常丟一片鮭魚在湯鍋，然後加各了多種他認為的健康食材，例如必備紅蘿蔔、洋蔥、薑蒜、小米、奇亞子、海帶、香菇、甜菜葉根、地瓜、紅豆、綠豆、番茄及季節性蔬菜，每人手捧大碗公，坐在床頭看電影邊吃。我吃膩了，就煽動去外面餐廳打野食，或去親友家餐桌搭食，然後越來越懷念媽媽的陽春料理，快炒青菜、香煎白帶魚、鯽魚、滷肉配白飯，對我而言都是難得的佳餚美食。

因原生家庭的遷移與經濟變化，以及自身求學工作經驗，我廣泛接觸各行各業的人。我熟悉鄉村農人的性情、價值觀、語言、思維，飲食、宗教信仰等，也熟悉菜市場旁的各行各業的生意人，成長的家對面是玻璃行、瓦斯行、西藥房、當鋪，隔壁是中藥行、水電行，走幾步路就是菜肉水果攤、葷素飯麵小吃店、豆花、肉圓、燒餅油條、米苔目、麵線糊、炸蚵嗲韭菜條、油蔥粿、圓仔冰、美容院、洗衣店、藥局、文具店、小診所、人蔘藥材行、金飾店、服飾店、電影院……，整條街幾乎家家戶戶做生意，從小耳濡目染。我家沒開店，父親的鐵工廠在鎮外郊區，他三十多歲創業，直到八十六歲離世前都沒有離開工作，從工廠到公司，從老闆到董事長，因此我對藍領工人以及白手起家的資方都不陌生。隨著父親的事業變化，家裡客人也越來越多元，除了父親的同行之外，會計、代書、銀行經理、房屋土地仲介、各行各業的家族親朋皆常來。

此外，長我九歲的大哥，他在台北讀大專時我才小學，家裡客廳有最新的美國流行歌曲排行榜的唱片，小玻璃書櫃裡有尼采、叔本華、莫伯桑、佛洛伊德、《簡愛》、《咆哮山莊》、《傲慢與偏見》，他將一小部分的美國、歐洲文化帶入了家裡的小客廳。大哥當完兵不久，就到父親的公司上班，三十多歲有高爾夫球場會員證、進口車、郊區大別墅，也喜好攝影吹薩克斯風。不像我被母親影響制約甚深，哥哥在食衣住行育樂方面，得到父親的支持，快速地脫離了母親價值觀。父親成功地將所有子女變成他的員工，我雖然是唯一例外在外闖蕩，但也曾經在他公司當簿計管帳打雜掃地半年。

大學主修社會學，真的不知為何，一聽到「社會系」就起了好奇心，或許「社會」這名詞經常出現在家裡，父親經常教訓：「出社會要準時，要注意穿插（穿著打扮），才會當佇社會上和人徛起（才可以在社會上立足）」，而在鄉村鄰里關係緊密的社會出生成長居住四十年，不曾在外上班的母親竟然也說：「社會複雜，心肝壞的人很多，看高不看低，無錢的時候，連一支雨傘都借不到。」在他們心目中，社會複雜難搞定，是風險很多的地方，造成我對社會的好奇與焦慮。之後學到「社會階層」、「社會流動」、「階級鬥爭」等名詞，能快速將社會大眾分類為上、中、下，覺得很新鮮，認為自己很有知識，可以一眼看清楚「社會」是什麼東西。而自己也突然跳出階層之外，因為「社會」成為我分析研究的對象，彷彿我不屬於這個社會的幻覺。畢竟社會學大師很少往內看，幾乎沒讀到他們會自我分析，尤其為了堅守「客觀科學」的教義，更是自我隔離，閉口不談「我」，不揭露個人價值、態度，更別談會碰觸自己的「感受」、「感覺」。

此刻回顧，即使已經過了四十年，看見自己仍習慣披上「知識」的外衣，一方面臉紅心虛，另方面卻又好奇。覺得慚愧的是，那樣的自己，自大又傲慢，誰會享受被歸類為某個階層的人，然後被剖析在這個階層裡有什麼行為特質？這假設人必定會受階級所制約似的，用幾個概念去分析、去定義他人是誰，這是讀了幾本書的人在秀肌肉、在展現權力，宣告我對你瞭若指掌，我清楚你是誰，可以將你們分門別類，我就擁有了話語權。然而，即使是被歸類為上層社會的人，會認同這樣的分析嗎？而被歸類為中下層的人，有一天發現自己被這樣分析觀看時，心情又如何？這樣的知識具有合理性嗎？與事實真相有多大距離？而另方面好奇的是，隱身在那層知識外衣裡面的我是什麼面目？

✦被看透的中產階級？

不久前讀到法國哲學家巴司卡．卜律克內[16]對中產階級分析描述，我心驚膽跳，因為有熟悉感，像是在講我所熟悉的周圍鄰里鄉親，某些時候的自己。雖然這個作者出生巴黎，在澳洲與瑞士成長，於法國取得文學博士，致力於法國社會與文化批評，被譽為法國新銳哲學家，長我十四歲，男性，不相識，也從沒提到台灣，表面上我們是不同世界的人，但他的研究卻讓我深思許久。他寫說：

貴族讓中產階級傾心不已，因為他們擁有一種後者永遠得不到的氣勢；而中產階級模仿他們的舉止禮儀，使用起來卻怪里怪氣。……鄙俗和金錢有部分相關；也就是說，凡那些出生時所沒有的優雅、品味、尊敬，都想用錢去買。

回想自身與周圍環境的食衣住行軌跡，隱約可看見作者所描繪的中產階級身影，例如將各種名牌掛滿全身。被形容「鄙俗」、「模仿者」、「對貴族傾心」，這樣地被觀看與評價雖然很不舒服的，卻又有某些程度的真實性，像是被看穿的尷尬與惱羞。小時候喜歡讀《傲慢與偏見》、《簡愛》、《咆哮山莊》、各式各樣的公主王子的童話，灰姑娘變身脫俗美麗少女的故事，從書本、電影、電視窺視有錢有地位者的生活，直到五十幾歲仍被會電視的宮廷劇吸引。記得多年前某個寒假，就泡在「後宮甄環傳」的電視劇裡。會被這些貴族或社會階層頂端者的生活方式與故事吸引，不也是反應了潛藏的缺憾與欲望嗎？但這就是鄙俗嗎？如果貴族階層是這樣

16 Pascal Bruckner（陳太乙譯，2002），《幸福書——追求生命中的永恆喜悅》，台北：圓神出版。

子評斷他人，完全缺乏善與同理，是否也是另一種傲慢的鄙俗？

繼續讀卜律克內的論述，他說：

他們雖頂著進步份子的頭銜，看起來卻是最認命的階層。他們造就出一種前所未有的人種：標準化、成批製造、被指定做相同工作的新團體，擁有相同的欲望，用同一種方式思考。……尼桑（Paul Nizan）將這個階層描述為「錯失生命的一群」。（頁156–178）

錯失生命的一群？這話好重。難道我抗拒人云亦云，不想跟著潮流，怕被標準化，怕被成批製造，怕沒有自由，被統治，被操控，追根究底就是害怕錯失生命？或者是不想成為被「貴族」、「知識份子」所鄙夷的中產階級，努力往反方向奔跑，但回顧數十年來的生活點點滴滴，食衣住行娛樂，各種欲望，好像也沒走遠幾步。

我應該很早就從學校老師同學、書本、媒體電視電影感受到自己的出身被評價而自卑的人，也意識到多麼害怕錯過什麼，多麼害怕被統治、管理、操控。然而，我也不曾停止懷疑，所謂的「出身良好」果真是階層可決定的嗎？物質的良好或文化儀態的良好並不等同道德良好，也不等同心理質地良好，我不滿地抗議吶喊，質問是誰在製造「標準化、成批製造、被指定做相同工作的新團體，擁有相同的欲望，用同一種方式思考」的人？這樣徹底地將人物化、弱智化、機械化的背後操手是誰？操弄之後又來嘲諷評價，這算是道德嗎？這是優雅嗎？站在社會階層頂端的人，就不會「錯失人生」嗎？

大學主修社會學，對於貴族，對於特權，對於統治者似乎不可避免地會產生敵意，對某些既得利益階級者得了便宜又賣乖，對他人卻嗤之以鼻的態度相當不以為然。但從小被各種媒介豢養對「上流社會」的欽羨與欲望應該也沒有消失，若欲望就是人的本性，大概也很難消失，只是在「批判性思考」的盾牌下，悄悄地被擠入潛意識。敵意與羨慕彼此角力爭執，這樣的矛盾戲碼應該經常在上演。

所謂的貴族是家族得連續幾個世代都持續有權、有錢、有勢，不靠勞動換取生計，有很多可以自主使用的時間，能有綿延不斷的後代子孫，能任性地去發展精緻的食衣住行育樂文化，能在一個高點觀察世界，也可以去體驗多樣性生活，發展見識、知識、魅力。我好奇，一個家族要能維持數代的政治權力與富貴，他們要付出的代價是什麼？整體社會要付出的代價又是什麼？

絕對的權力與腐敗墮落總相伴相隨，少數人擁有大半資源，那其他人呢？位居上層者，有可能是好的領導者，讓社會多數人好生活，但多半可能成為操弄控制力，剝削奴化他人，維持自身利益的統治者。人類歷史雖然經常發生社會革命或戰爭，階層重新洗牌，但也僅是製造另一小群的統治者，製造下一批貴族，貴族的原型換湯不換藥，依舊繼續剝削弱勢者。絕對的權力導向腐化的定律萬年不變，長期擁有權力者會逐漸傲慢，或者也聽不到弱勢者的聲音，而漸漸失去了同理能力，難以存有「善」、「愛」、「慈悲」，難以實踐生命與生命之間的「尊重」、「平等」、「正義」、「共生共存」等等價值心念。

貴族總是讓門外的人既羨慕又嫉妒。不禁反問自己，假設我出生於社會上層，此刻還會寫這些嗎？如果不是小學四年級剛從農村轉學至城鎮就讀的前幾個月，不熟悉城鎮語言文化而被出生在老市區的同學嘲弄，之後到台中、台北讀書，從無人知曉的台灣到紐約求學，若不是類似的處境一再反覆，加深了我的敏感與焦慮，階層問題還會是我關心的嗎？人類社會有真正的公平正義嗎？我不也努力在爬升，爭取一個比較舒服的社會位置存活嗎？我有必要對不可能改變的社會階層現象這麼過敏嗎？我在擔憂什麼？

✦因應階級落差的心理防衛

社會階級限制了人的移動空間，影響每個人的食衣住行方式。也因此，一般人好奇想窺探少數上層社會私領域生活，這讓八卦新聞媒體歷久不衰，也產生各種不同的心理防衛來面對階級落差的失落與壓迫。

認同是其中一種防衛，合理化對方，合理化自己所沒有的，例如認為貴族就是天選命定的，不用起心動念去爬升到他們的位置，說服自己安於現狀。而貴族也配合演出，展現魅力吸引力，讓普羅大眾真心愛他們，仰望他們，擁護他們，繼續安住在自己的位置。如果認定癩蛤蟆與天鵝是天生，不一樣就是不一樣，是無法改變的事實，不同階層就可以相安共存，一代一代延續下去。我常懷疑，我所讀到的書、看到的電視劇、電影，聽到的故事，究竟有幾分的真實，會不會是上層者的矯情操弄或追隨者所投射出來的假象，讓社會的多數人安份老實待在自身階層，相信社會階級是命定。但這樣的認同，是否也讓所有人框架了自己，失去了部分自己。

除了認同崇拜臣服的心理防衛，另一種相反的防衛方式是敵意與攻擊，像是激進的革命者，緊追在後的攀爬者，企圖取而代之，或醜化污名位居上層社會者，類似吃不到葡萄說葡萄酸也常見。位居下層者不滿上層者，拼命往上衝，位居上層的人則全力守住既有利益。只有守住財富權、知識權、文化權、品味權、時尚權、聲望權、話語權，這一切加起來，就幾乎等於統治權，得緊緊握住才能穩坐階層的頂端不被擠落，或許這也是人類社會永遠無法免於衝突戰爭的根源。諷刺的是，歷史告訴我們，幾乎所有的革命者都關不住自己的欲望，無論是意識或無意識，一旦站上那個位置，就快速沾黏，無論之前貶抑葡萄怎麼酸，仍很難壓抑想吃葡萄的欲望。

一個人可能同時存在認同與敵意，佛洛伊德的晚年著作《文明與其不滿》（*Civilization and its Discontents*）特別思考探討人類攻擊本能，尤其因為文明發展不得不抑制人的性愛以及攻擊本能，犧牲了人的幸福，而產生更多的挫折與焦慮，他用此解釋精神疾病以及人類戰爭相互毀滅的根源。他晚年目睹希特勒對猶太人的壓迫屠殺而終究不得不逃亡英國倫敦，失去在維也納的一切擁有、客死他鄉，對於文明帶來的焦慮以及人的相互毀滅本能特別感慨與好奇。

所以，社會階級的攀升與美好人生一定是正相關嗎？從人類歷史分析，似乎沒有很樂觀，有沒有另一種存在，與社會階層是不相干的？

✦人能突破意識形態與階層宿命，解放自由嗎？

從某部分歐洲人的眼光，美國文化鄙俗膚淺，早期移民多半是在歐陸混不下去的邊緣人，才需移民至美國，兩百年當然不足以成就貴族文化，但我卻覺得美國存有某種程度的天真、自由、正直，一種你我平等的氣味。紐約的街頭雖然仍聞得到尿酸味，不符合貴族的品味，但整體而言，散發一種多元共存允許差異的氛圍。二〇一一年我與同事到希臘參加學術研討會，刻意路過巴黎待數日，就在城裡走路，嘖嘖稱奇巴黎之美，貪婪地觀賞這城市景物，但走了幾天之後，竟然有點厭倦與煩悶，與巴黎市區的美、乾淨、秩序有點格格不入，我懷念起紐約的亂，紐約的風。

當我繼續閱讀卜律克內的論述，很高興讀到下面這段話，強有力地表達我看到的中產階級另一面向，他說：

> 在猴子學樣的笨拙中，含有一股了不起的力量，一份努力的耕耘，結果常創造出一種空前的形態……。在對其他文化過度滑稽地模仿時，發明了一種前所未見的新文明。（頁180）

上述這段評論，對中產階級的分析嘲諷終於有些轉折，緩和了我的鬱悶與不滿。啊！我為何這麼在意這個作者的評論？又是心驚膽跳，又是鬱悶？像是被看穿了好幾層，無處遮掩。閱讀有時還真是自找苦吃，在解放之前，總要剝幾層皮，寫也是。

雖然極不願意對號入座，從出生至今加加減減之後，差不多就在中產階級這個空間裡流轉。但總不滿人為何可以被簡化歸類為上、中、下三個階層，然後加以分析，這是什麼樣的權威，是誰擁有這樣的權力？是哲學家？社會學家？心理學家？作家？還是，人類社會本質就是如此，普世皆然，只是鬆緊有別，只要是群居，整體社會階層分佈並無不同？

當人被概念歸類成為某個階層或類型的人，例如A型人格、B型人格、C型人格、內向或外向、安全依附或逃避型依附、陰柔性格、陽剛性格、敏感型、大而化之型、西方人、東方人、白領階級、藍領階級、個人主義、集體主義、家族主義、草莓族、躺平世代等等，這時，人就不是全部的存在，就被限制、被化約成某個型。以這樣簡單概念去理解一個人，似乎快速有效率，以為自己是能透視看穿他者的人。坦白說，我曾經就是這樣的分析者，這些概念像是知識份子的外衣，外在的社會形象。某種程度，我應該還保留這習性，仍穿著這些衣服在學術江湖行走。而當自己也認同了，就形成一種自我囚禁，某種程度的失去自我。但這樣的我，經過二十餘年浸泡在讀夢、寫作、靜坐的世界，有了一些轉變。一次又一次將眼光心念從遠方拉回當下，才逐漸察覺以某些概念或理論來「解析」夢、人、或任何現象，都是一種權力的展現，也是某種程度的化約，可能創造更大的誤解風險，更遠離真相，遠離存在本身。

知識雖然是力量，但萬一是偽知識，或偏執不全的知識，連半仙都不是，若被這樣的知識影響，或有人以「知識」之名控制他人，傷害的力道更大。逐漸不喜歡別人來告訴我是屬於哪一型，拒絕這樣被看、被分析，也努力克制不要這樣去分析他人，歸類標籤他人。因此，我當然質疑人怎能全然成為階級的產物，分類本身難道不是一種變相的物化？物化人、物化存在本身。我們容易掉落分類的陷阱，是因為這些歸類通常有某種程度的真實，都呈現一部分的真相，讓人信以為真，但其實與全部的事實相差甚遠。

大三選修「社會學名著選讀」，印象最深刻是閱讀社會學家韋伯的著作《基督新教倫理與資本主義》（張漢裕翻譯）。這本書對大學時的我而言蠻難，老師是一句一句帶領閱讀。韋伯以「唯心論」推論出資本主義的發展脈絡軌跡，指出基督新教的倫理價值帶動了西方資本主義的發展，藉此研究去反駁馬克斯的「唯物論」。但坦白說，當時連馬克斯的書都是禁書，怎可能懂得他的唯物論？不懂馬克斯的思想，又如何懂得韋伯的心思。但我被觸動的是韋伯的書寫論述語氣，一個思想家的嚴謹與自知之明。

韋伯強調他並非唯心論者，他也不認為基督新教精神是唯一促使資本主義興起的原因，這只是一種論述示範，如果馬克斯可以用唯物的角度去解釋社會現象的成因，那他也可以用唯心的角度去解釋資本主義的發展史。他要說的是，無論唯物或唯心，都是一種看問題的角度，都無法完全看見歷史的真相，所有的「理念」、「類型」、「概念」都是分析的工具，方便我們理解事物，但是沒有任何問題可以完全被這些分類透視。

這個觀點讓我印象深刻，影響至今，隨著年歲增長，我越來越看見以幾個概念分析現象的風險：容易讓分析者自滿自大，扭曲弱化被分析者，將人帶離真相，社會國家政策若沒有彈性地跟著這些簡單概念訂定執行，可能弄巧成拙，製造更大災難。我們需要更謙虛地傾聽，觀察細微複雜的網狀連結，無論是面對自己或他者。

一本不到一百頁的小書，流轉四十年歷經許多次的搬家，至今仍保留著，我從書架取下，書頁也泛黃破舊解體，書裡還夾著期中考申論題目。隨意翻了幾頁，竟然巧合發現清教禁慾倫理對睡覺的看法，韋伯引清教牧師巴喀斯特（Richard Baxter）的著作寫說：

> 浪費時間是罪過的開端並且是原理上最嚴重的罪過……。因社交、閒談、奢侈、甚至為健康所需的睡眠（六小時至多八小時）以上的睡眠而喪失時間，是道德上應該責備的。……時間是無限地珍貴，喪失每刻鐘就是喪失為上帝光榮而服務的每刻鐘。（頁69）

重讀這一兩頁我停留許久，雖然我非清教徒，但生活在資本主義的社會環境裡，卻也早就承接了害怕浪費時間與努力工作的價值，尤其父親青少年時期在日本工作數年，當時日本應該是相當擁抱西方文明的階段，他的人生態度應該也深度影響著我。基督新教對時間價值觀與工作倫理已隨著資本主義擴展至公務體系、學校教育、以及各類型的社會系統，滲透著每一個人。

價值倫理是內化的自我監控機制，違背了這些價值，或做不到自我與他人設定的目標，就會挫折、焦慮、無力、內疚等。價值是一種喜好，是好與壞的判準，會創造二元對立，產生控制與衝突。清教牧師認定浪費時間是最大的罪過，然後開始界定怎麼過生活才不算浪費時間，這就是一種價值，只要認同信奉某個價值，就等於在體內設置二十四小時監控器，一旦無法實踐滿足，就會挫折而產生攻擊性，不但對自己，也會指向他人。

我觀察自身內疚感議題一段時間，之前注意力總放在與他者的關係，直到近期才發現它如何影響我與自己的關係。對浪費時間的強烈焦慮內疚，是這回分析為何睡不著的重大發現。它無時無刻都在，卻又最無法意識到，之前經常會說不知為什麼心慌慌或沮喪，仔細回想，經常與時間無端「被浪費掉」有關，時不時就審判自己有沒有把握時間，是否將時間用在對的地方，恐懼「浪費生命」。

無聊的會議、無聊的課程、無聊的聚會、排隊等待等，都會讓我悶慌，覺得生命沒有意義，沒有價值感。而想睡睡不著，該睡的時間沒有用在睡覺上，也無法做其他，當然更是浪費時間。由於害怕時間無端地流失，因而時時刻刻都在與時間賽跑、斤斤計較的反射性行為，頻頻流竄於生活日常。

寫文至此，才真正看見自己深受價值、意識形態與階級評價等文明產物綑綁，與自己的直覺感官疏離，與原初生命對立。許多欲望事實上與階層無關，是來自生命本身的需求，是普遍性的，是直觀的，並非模仿誰。例如衣服質料好不好，剪裁合不合身，一穿就知道，食物好吃與否，房子住起來是否安全舒適，車子開起來是否安穩平順，只要體驗過立刻分曉。有太多的欲望，太多的行為並非模仿或社會制約，也非來自階層品味，而是身體會判斷選擇。

人有一大部分的需求是普世的，是生物性的，超越時間空間的，無關乎階層，也無關意識形態。身體要有活力、無病無痛、不挨餓受凍，吃好睡飽，被愛被尊重，有愛做的事，有喜歡的人陪伴，自由旅行，自由表達，這些都是多數人的共同想望，是生命基本需求，無關乎階層地位。

我其實常在父親、母親、家人、以及周圍的朋友看見自由活力，他們爽朗開懷的笑聲，你來我往的直接話語，享受眼前的食物，因不捨他人苦而自發地幫助他人，累了就睡，不滿就直接罵人，豪邁不矯情壓抑造作，真實地做自己，是怎樣就怎樣。他們會買昂貴的手錶、汽車、名牌衣物，吃名聲響亮口碑好的餐廳，但這不一定是在模仿誰，跟著潮流走，而是這些物質真的會帶來感官的滿足。

「他們」？不，應該是我們，我就是其中之一。當我處在分析者，寫者的位置時，彷彿我可以客觀地脫離被分析研究的對象，這也是一貫的學術訓練，所以盡量別參雜主觀認知與情感。然而，這些學術規範難道不是另一種文明，另一種階層或宗教，是更強大的控制？是的，一旦認同，就會成為它的順民，一不小心就會成為「它」。

但宗教、學術真的是客觀，是真理嗎？這當然有很大的空間。我想，原本的自我、真實的我僅是被覆蓋，不會完全被取代或刪除，也因此「我」與「它」之間的衝突角力也是難以避免。只是，我貪心地想窮盡宇宙道理，這過程，我所面對的「它」越來越多元複雜，一層又一層的覆蓋，原始的本能就不見了。我被研究分析所蒙蔽，反而不如我父母一樣純真、自由、奔放。

總之，人的行為動機，不一定來自模仿，對名牌的信賴，也可能是被物件本身的品質所吸引，用起來就是好用耐用又美觀。當然也有想藉著品牌的陪襯，加強自我價值感，讓社會他者尊敬，擴大自由移動的空間，是人類社會生存的必須排場。而且所謂排場或模仿行為，也不限於中產階層，在上層社會裡更是生活社交的焦點。溫斯黛．馬汀研究紐約曼哈頓的上層社會，以當媽媽需要柏金包為標題，明顯指出這群在消費金字塔頂端的人，不斷地觀望彼此，相互比較模仿較勁。笨拙、無知、鄙俗、守財、模仿、相互比較的現象，在每個階層都能看見。文明、文化、階層並無法保證人能獲得真正的自由與幸福。

什麼是貴族？繞了一大圈，我似乎有了不同領悟。我父親在八十四歲病倒住院前，仍每天西裝筆挺頭髮一絲不亂，騎著他的五十CC摩托車上下班。在公司是大呼小叫的老闆，下午三、四點會到鎮上市區吃他喜歡的爌肉飯、米苔目、米糕、竹筍肉羹、鵝肉麵等路邊攤點心，與熟悉的攤販老闆聊幾句，晚上看完新聞與八點檔，就在他房間大書桌打算盤工作一兩小時，他沒有退休概念，人生與事業合一，慷慨解囊助人，也自得其樂，直到終老，相當浪漫做自己。

我母親每天能過很規律的生活，三餐固定時間，食材新鮮原汁原味，早上出門逛市場，午睡過後再出門逛街購物或到裁縫店量身訂製洋裝，晚餐過後全家一起看電視，每晚差不多時間睡覺，一躺在床上就能睡著，她完全沒有睡不著的問題。現在才發現父母的人生有很多時間都是貴族，有他們的美好時光。而我，大學就能選擇自己想念的科系，一路跟著自己有興趣的學科與工作前行，這也是貴族。此刻能寫能讀，深度認識自己，更是貴族。

所以結論就是，能無病無痛，自由走動，吃睡滿足，是身體貴族；不再用力贏得他人的愛、讚美、崇敬、肯定，不會去與他人比較什麼，也不去看輕別人，評價別人，是心理貴族；如果還有些讓自己愉悅、心曠神怡的無目的性活動，愛滿懷，能量飽滿，累了就能睡得深遠香甜，是精神心靈貴族。人的自由貴氣是可以透過後天努力而逐漸靠近，自己當然是有主導權的，每個人都有機會過著貴族的生活。

✦文化衝撞與自我修復

因為深夜讀魚翅料理而喚起階級意識，忍不住去探索自己面對社會階層的複雜情結。我掉入社會階級迷宮甚久，從二〇二一年歲末到二〇二二年春，過了一個農曆年，又過了一個寒假，這麼多個日子，就只寫幾頁，經常撞牆迷路，寫了又刪，刪了又寫，也是書出版前重修過程花最多時間的部分，是我很不容易通過的高檻。在知識上能理解生活價值、習慣與階層之間的緊密相連，但反身看真實的自己卻不容易，尤其是自卑與受傷的部分。

長期以來，我從與外面世界接觸的經驗回頭評價原生家庭，有著難以動搖的自卑自慚，社會對人的扭曲傷害不可小看。由於父母都在日治時代上小學，因為家庭、戰爭、與改朝換代而中斷學業，無法讀寫講後來的官方語言，之後的幾十年，在統治者的操作下，台語與低俗逐漸劃上等號。原生家庭的世界與我在外面闖蕩的社會格格不入，與書本所讀差距甚遠，雖然出國留學之後，才慢慢知曉這是社會歷史悲劇，有權力者的殘酷無良，但實在太久了，許多感覺都已經藏匿在潛意識裡，或已經變形難以辨識。

分析睡不著問題最艱難的，是撞入了自己很虛很空的那一塊，那不僅是覺察而已，是需要許多的修補、治療、重建，才能放心放鬆離去。有時修復不得，或一時之間處理不來，進出不得也是有的。這時候只能先架好鷹架，將空間保護好，準備長期施工了。但往內觀、往內重建的堅持是絕對值得的，我看見了父母從社會底層逐步往上攀爬過程，仍保有真愛、情義、誠實、信守承諾，以及各種生活的智慧，是擁有靈魂的人，是高貴地存在。萬萬沒想到分析睡不著的微視問題，會去碰到巨大的社會創傷與個人情結，也重新看見自己與原生家庭關係與距離。

人生一路走來，與人相逢過程所造成的數不清傷痕與失落，已經在體內陰濕角落滋生蛀蟲，長期侵蝕出巨大空洞，得深入其中才能發現。夜深人靜意識虛弱時，比較能感知暗處的傷痛，睡不著僅是徵狀，像是體內陰暗不通風處所散出的晦氣霉味，或是滾沸的焦慮所散出的窒息煙霧。

曾以否認、憤世嫉俗，以睥睨、不以為然的犬儒觀來防衛自卑失落的心。但這姿態既高又遠又偏執，看不清真相，反而更無法自由。想起母親對錢相當重視，重視到她的小孩們都受不了，我們有很多需求都因為錢的因素被排除，例如零食、玩樂、旅遊、藝術、美食等，一概都被她堅定否決，既生氣又覺得母親很不給情面，總為了錢翻臉。小孩長大了，質問她為何那麼愛錢，結果她冷回：「難道你們不愛錢嗎？」我們怔住彼此相望，無言以對。

母親的直接與誠實，讓我認真思考與錢的關係。意識裡，我以為早就排除了以賺錢為人生目標的優先選項，覺得那太庸俗，人生境界太低。不過，若更仔細、更誠實地觀察自己，每天生活中，卻花很多心思在算錢、計較錢，怎麼買東西比較划得來。雖然沒有積極以賺錢為明顯目標，但生活處處仍被錢所牽制，行動也被錢所影響，譬如去高鐵是搭計程車還是免費接駁車，這樣兩三百塊的小錢也計較。意識裡對母親的價值不以為然，但潛意識裡卻是認同奉行，表裡不一。

母親在某些方面的自信、堅持、毫不遲疑做自己，不容易被情緒勒索，讓我越來越對她另眼相看。只是這改變來得有點慢，一直等到我開始近距離地研究分析自己時才比較能看清楚。小時候與她去買東西，樣樣都要殺價，與店員你來我往，這個時刻，彷彿天長地久，她有用不完的時間，耐力十足。有時店員態度開始不耐煩，批評她不懂行情、不識貨，不客氣地就把東西收了不給媽媽看，我覺得好丟臉，看不下去媽媽這樣被白眼，自取其辱，自己趕快走出店家，也跟著認同勢利的店員而生氣評價她。

但我媽卻不急著離開，也沒被店員激怒，輕輕地說：「買賣歡喜甘願，毋通（不要）傷感情」，然後才將錢包掛在手上，慢條斯理走出來。奇蹟的是，大概有一半的機率，店員會將媽媽叫回，換了一張笑臉，兩人又和好如初。我好奇她為何能經得起他人不屑的眼光，經得起子女不滿的臉色，輕手一揮不以為意，最後以她的價錢買到她要的東西，而我的臉皮為何那麼薄易受傷，矯情防衛，沒勇氣大膽承認自己的欲望。

人生因緣際會，在頻繁多元的文化衝擊下，「我是誰」也一再打破重塑，階層已不是上下左右的直線流動，沒有一個格子、框架可以完全理解自己、認識他人。梳理了兩三個月，看見了不同自我面貌，相互對話，彼此之間共存穿梭似乎有了可能。只要能享受存在，就是放鬆，就是自由，就是突破階層限制的贏家，睡前的無名焦慮自然會大幅蒸發。心無罣礙無有恐怖遠離顛倒夢想，應該也是可能的，至少可以慢慢靠近。

仍是怕死

書本身就是有催化功能，好像水會載舟覆舟，會啟發心智，也會讓既有的恐懼蔓延散開。記得還有一次嚴重失眠的經驗也是與書相關，那回誘發的是強烈的死亡焦慮。原本很快樂的一天，十點多已經躺在床上，換一本新書，是楊絳在九十六歲時寫的《走在人生的邊上》，書的前半都在問鬼與魂是否存在，夜深人靜，越讀越不自在，讀了幾頁，之後整夜無法入睡。

作者在如此高齡意識仍清楚，也還能寫，我相當佩服，也好奇人生到了這個階段的心境是什麼，可以怎麼過。然而，鬼魂議題似乎點燃了我的死亡焦慮，想到父母，想到死去的親人好友，想到自己已進入中老階段，覺得時間越走越快，老病死正迅速逼近中，而我沒有生養小孩，死了是不是就徹底死了，沒有所謂的延續？沒有子嗣的人，如果又沒有眷戀之人事物，老年是否特別容易被憂鬱虛無感襲擊？

死亡焦慮其實是很容易被誘發的，只要周圍熟識的人重病、離開人世，或者自己生病了，發生意外，生活遇到重大挫折，都會產生大小不等的衝擊，持續被提醒人生果真無常，生命隨時都可能嘎然而止，但察覺與坦然接受之間還是有一大段距離，能避就避。白日事多活動力強，比較容易轉移注意力，夜深寂靜又身體疲憊無力做任何事時，就無處可逃了。

當代存在主義精神分析師也是暢銷書作家歐文．亞隆，他寫了許多關於死亡焦慮文章，包括著名小說《叔本華的眼淚》、《診療椅上的謊言》、《當尼采哭泣》，以及許多心理治療案例故事，都與如何面對死亡焦慮相關。他八十歲時，乾脆寫出專書《凝視太陽：面對死亡焦慮》，直白地寫，等於是正面與死亡恐懼交鋒。他每一本被翻譯成中文的著作我幾乎都收藏閱讀，也買了好幾本英文版，總是在等著他出新書。

我喜歡他的誠實與面對陰暗世界的勇氣，對於自身的內疚、不安、欲望、以及各種不舒服的情緒，一個一個捕捉深入分析依序擺平。近期在YouTube看到他接受訪談時平靜淡然地說，很多年來，他的死亡焦慮曾經相當強烈，但已經九十歲的他，很靠近死亡了，卻已經沒有死亡焦慮，他相當努力活著，愛他所愛，做他想做的事，人生已滿足無憾。

而我的死亡焦慮仍強烈，人生遠不如亞隆圓滿盡情盡興子孫又滿堂，體力差的時候，就自然會避開與死亡相關的影片與書籍。焦慮是睡不著主因，這一兩年來特別注意什麼時候焦慮會升起，才發現親友離世、自己與家人身體出狀況、小狗病了、當家裡東西壞了、植物死了、開窗關窗不小心夾死蜥蜴等，甚至打一隻蟑螂都讓我很心揪，一切與崩壞死亡相關的都很有感。不僅是焦慮肉體的死亡，在精神與心智上無法生機盎然，也讓我不安。我教學很用力，因為很怕死氣沉沉的教室氛圍，無法忍受學生眼神無光，心智的僵化。我不僅貪生怕死，也難面對周圍生命的死亡，任何形式的死，一切的失落毀滅都會引發不同程度的心慌。

有一回帶十五歲的小狗去看病，牠十一歲罹患心臟病C期之後，常有各種不同的病狀，每天要吃藥與照護，平時工作忙，有問題就處理沒太注意感覺，那天已經是暑假中期，原本是放鬆的一天，但在動物診所等獸醫時，卻覺得心跳無法控制地加快，我擔心醫生又要宣布新的重症。看完獸醫，走出醫院大門，帶著小狗在旁邊公園散步許久，發現我是這麼害怕生命的死亡，而偏偏隨著年紀增長，環繞周圍的人事物也都跟著老化，老化的親人、老狗、老友、老房、老電器，死亡此起彼落步步進逼。

一邊帶著老狗散步，一邊直視心慌的自己，清楚感受心揪腦脹臉頰發熱的不舒服，看見了身體正在受苦，也因而開始不耐煩，覺得夠了，可以不要嗎？神奇的是，找到慌的來源，焦慮心慌竟然就退下了。覺察看見本身就蘊藏神奇的改變力量，那天，我學到一個道理，死亡不會真的離去，也是生命的必然，但焦慮可以，就在一念之間。

雖然睡前閱讀仍有刺激感官造成失眠的危險，但在深入探討因書內容而誘發的內在不安之後，反而感謝書讓我有更深的看見與領悟，雖然過程有時是痛苦的，但每拆除一個內在的地雷，生活就放鬆一些，生命一天比一天輕盈自在。我仍繼續買書，繼續睡前讀書，因讀書而失眠的頻率已經很低了。

第八章

一個人獨睡好嗎？

一個人獨睡是淒涼還是幸福？還沒開始書寫失眠問題之前，我對Bill相當不滿，認為與他之間的衝突緊張是長期失眠的主因，但無力改變，雖然已經分開睡覺，減少彼此干擾，但心裡仍過不去，總覺得孤單失落。關鍵性的轉變在於決意徹底解決睡不著問題，認定睡不著是個人問題，是自己與自己的關係，與他人無關，別遷怒逃避自己的責任，先解決自身問題，其他都暫時擱置，努力克制自己，不可再開任何戰場，只猛練內力，將住在身體裡面的他者先請離。

獨睡會影響親密關係嗎？

我重新界定問題原因，例如工作壓力太大是自己太貪求；關係受傷是自己太軟弱，無法防衛抵擋外在人事物的干擾；讓他者侵入睡覺的神聖空間，是自己沒有善盡自我保護的職責，不夠尊重睡覺；總之，先改變自己的態度並付諸行動。結果，才寫幾週，就寫出了興趣好奇，越來越專注，神奇的是，睡眠品質明顯地一天一天改善，這讓我更確信，將問題推給別人，推給周圍環境，埋怨他人只會製造更多衝突，讓身心更疲累糾結，苦了別人也苦自己，更會遠離睡覺的國度。

獨睡會影響親密關係嗎？哈佛大學有個針對人生如何能幸福快樂的長期性研

究，一開始找了六百位男性研究參與者，從青少年追蹤到老年，已經持續七十多年，現在樣本數擴大到兩千人，包括他們的配偶與子女；女性在這個研究前期是缺席的。研究至今，其中一個結論是：「與他人的關係品質是幸福的關鍵，而孤單則是健康快樂的毒藥。」這個研究讓原本就怕孤單的我，更不敢小看孤單的殺傷力。

然而，人會孤單與否，也不是自己能完全有選擇權的，與人同處在一個屋簷下，同睡在一張床上，也未必不孤單。原生家庭無法選擇，成年後能不能建立自己的家庭也皆非自己能完全決定的，有很多的外在因素左右。維持融洽不衝突的親密關係很難，與人共同生活總是會衝突，家庭勞務分工、生活習慣差異、對彼此的關心在意程度、經濟問題等，在困難的時刻對方是神隊友還是豬隊友，都是爭吵的來源。在研究書寫睡覺之前，對於二十多年來與Bill的爭吵相當無力絕望，無論同睡或不同睡都覺得孤單。

令人驚奇的是，當我決意為自己睡不著問題負起完全責任，這同時也給我力量在關係中拉起了一條不可侵犯的界線，睡覺是基本權利，是神聖的時光，任何事、任何人都不得侵犯，即使是最親密的伴侶。也不忘提醒自己，不依賴不去干擾他人，尊重他人的睡眠。這種態度非常有用，睡眠品質不但明顯進步，Bill也因為夜間不被我干擾而睡得更好，兩人的關係張力逐漸緩和，與他之間的問題越來越少出現在我的書寫裡，之前的抱怨文也覺得無聊瑣碎或覺得自己偏執不厚道而刪除了。我們終於建立真正共識與獨睡的安全感，每天晚上相互祝福好睡好夢。

伴侶分房睡覺未必會讓親密關係惡化，睡不好睡不夠，才是真正傷害關係的元兇。睡覺品質是與周圍人、事、物連結的關鍵因素，睡好則一切都好，再次證明我長久以來的理論，只要搞定自己，周圍一切都會跟著和諧穩定。

至於獨睡比較好或與家人伴侶同睡比較能安心熟睡，這也與睡前要不要讀書滑手機一樣，只有自己最清楚，為自己量身訂做，去嘗試各種組合，就會知道最適合自己的存在方式，沒有一定原則。我們在適應獨睡的過程，剛開始還是會變來變去，偶爾同床，也有一個睡床上，一個睡地板，半夜有人醒來睡不著了，還是可以到另一個空間試試看能否睡著，誰都不被冒犯。只要能睡著，怎麼睡都好，讓睡覺品質決定距離。我也曾一個人睡到半夜惡夢驚醒，情緒強烈無法承受，去叫醒Bill小聊，不再逞強，或實在睡不著，拜託他來幫忙背部按摩，然後他又回到自己的房間。

總之，一切以睡著睡足為重，其他都可調整，放低姿態。好像小孩獨自睡的過程，半夜夢醒還是會去找父母，獨立並非一天就能練就的。實驗至今，分房睡最好，獨睡最能讓深睡時間持久，才由衷認同適應這個相處方式。

兩人供奉的神祇：睡覺

之前我們其實都對親密關係有刻板印象，以為分開睡是關係疏遠的開始。他睡覺會無意識捲蓋被，像蟲蛹把自己包起來，獨占整條棉被或毛毯，我常睡到半夜冷醒，非常生氣他的自私，他卻無辜地辯解根本不知道有捲被。而他的辯護又讓我拉高音量指控他的無意識行為更可怕，因為自私已深入至骨髓，又沒有問題意識，根本不會改變。但另一部分的我還尚存些許科學理性，理解捲棉被行為不一定是自私，而是沒有安全感或生存本能，致使他在某些情境相當自我中心，無法兼顧他人。因此我提議一人用一張被，沒想到他因而生氣受傷。

然而，就在我失眠最嚴重的期間，他看了一篇科學報導證明分睡好，卻又毅然決然要分開睡，我也覺得他無情無義，竟然在我最困難的時刻棄我離去，讓我獨自與睡不著搏鬥。

事實上，睡不著的時候，他在我旁邊是幫不了忙的，而且更不自在。他容易睡著，但也容易被吵醒，我無法放鬆做其他事，例如看書、看影片、聽音樂、講電話，任何動作聲音都可能吵醒他，處在緊張壓抑狀態當然更難入睡，有時嫉妒與厭煩還會同時升起，一有怒氣就更難睡了。現在，睡覺是兩人供奉的神，在神的面前要恭敬，相互尊重不爭吵才能親近神。

我認真對待睡覺的態度，讓Bill感謝莫名，如獲知音被理解，終於有了同盟，有了共同呵護尊敬的高階目標。兩人都清楚明白分房是為了減少睡覺被干擾，不是不在乎對方，或想將對方推遠遠，不再因分房而被冒犯、受傷，也因為睡好才有餘力關心彼此。

第九章

睡覺是一個人的旅行

為了不再被失眠折磨凌遲，將自己從內而外、由外而內翻轉放大觀看分析幾回，找出那些「無名」的恐懼焦慮，幫過去因創傷失落的魂魄超渡，最終體悟到睡覺就是一個人的旅行，每天都必須出發的個人之旅，即使有伴在旁邊，一旦睡著，也是在各自的宇宙飛翔，如同死亡，無人能陪。練習睡覺的能力，等於練習孤獨的能力，練習放下眼前一切的能力，才能在無邊的空間時間裡深度遨遊。

獨睡和獨立自主的關係

之前因為疫情爆發，特別寫到獨居能力的養成，發現人從小是否獨睡一張床或與父母家人一同睡，甚至是否有個人的房間，這除了經濟因素之外，還有很大的文化差異，先理解自己的成長過程與環境，才能同理，不至勉強或無謂地自我苛責。

我的博士論文研究美國與台灣父母的教養價值異同。從一九九八年至一九九九年期間，有一百位家中育有三至四歲小孩的媽媽參與我的研究，美國的受訪者來自紐約與波士頓的白人母親，台灣則選擇住在城市的媽媽，兩地受訪者的教育程度與年齡，以統計方法檢測並無顯著差異。

結果發現美國的三、四歲小孩幾乎都已經與父母分房睡，而台灣則大多數與小孩同房甚至同床睡。從文獻研究也發現歐美白人對於小孩獨睡的堅持，認為這是兒童獨立自主性發展的必須，獨立自主幾乎是這些白人社群的神聖價值，不可侵犯剝奪，而且父母的親密關係也必須被尊重，他們的文化規範並不認可父母與小孩同房睡。因此，當孩子哭著要與父母同睡時，他們可以稍微安撫但終究會狠下心堅持孩子回到自己的房間。有一次在課堂上，教授問我研究三、四歲小孩的理由是什麼，我解釋是因為三、四歲小孩語言與身體動作發展都漸成熟，可以表達自己，可以自由行動，是獨立的個體了。然而教授立刻對著我說：「我們西方人認為小孩一出生就被視為獨立個體，不是等到三、四歲才被視為獨立個體。」

不過當時我覺得被誤解，我想研究的是已經會走、跑、跳，能說完整句子，有語言表達能力，比較能與母親互動角力的幼兒，並非我認為剛出生的小孩不是個體。但後來的研究確實發現中西教養差異，例如訓練嬰幼兒獨立睡覺，對父母或小孩其實都不容易，但接受我訪談的西方白人媽媽都堅持小孩得盡早學習自己睡，也徹底實踐這個價值，是不可侵犯的社會規範。而台灣的媽媽則多半仍與幼兒同睡，不放心也不忍心讓幼兒獨自睡，甚至到小孩上小學，與父母同睡情形仍相當普遍。

我小時候也是與家人同睡，即使搬到新家有多餘的空間，但父母仍安排我與大我兩歲的姊姊同睡一床，另一個房間則專門用來寫功課讀書，他們覺得兩人有伴，比較放心。我直到高中到外地讀書，才有獨睡一張床的經驗，而首度有自己的獨立房間都已經將近三十歲了，獨居或獨睡對我而言一點也不容易適應，直到快六十歲了，才能真正享受自己獨睡的自在與滿足。

只有在睡好的這一刻，比較能清晰看見，難入睡或半夜醒來無法再睡，皆與各種焦慮盤踞無法放鬆有關。害怕孤單也是關鍵因素之一，因為怕落單的焦慮，導致在親密關係凡事計較，患得患失，也容易企圖控制對方，也因此更容易受挫失落。當人生遇到問題時，親密關係不夠堅固，就容易骨牌效應連環倒。

睡覺無人可以代勞

我長期以來的斷斷續續睡眠問題，總覺得與親密關係不穩有關，只要這問題解決了，睡覺問題就會解決，但一年拖過一年，無論關係或睡眠都沒什麼改善。後來睡不著問題太嚴重，身體快速崩解，直覺若不立即改善，必會有生命危機，理智與行動力才真正出現。我覺悟到親密關係糾葛複雜難度太高，不可能短時間內改變什麼，必須先擱置不理，只一心一意追問自己為何睡不著，看清問題背後的因果脈絡。

設定睡覺是自己的事，甘願埋頭閱讀、紀錄書寫睡覺問題，每日醒來的焦點就是與睡覺相關的觀察分析。堅定的意志讓我能劃清界線捍衛主權，拒絕他人的干擾也尊重他人，晚上九點才有能力關手機，與外界拉出距離。付諸行動一兩週問題就有了轉機，確實體驗到改變自己比改變他人容易多了。

我清楚告訴Bill我的決心，也閱讀了他建議我讀的書，他很欣喜全力配合我，兩人從干擾彼此睡眠的敵人化為戰友。果然自助天助人助，自己負起責任，坦誠分享自己的狀況，自然會召喚他者來相助，我也獲得親朋、同事、學生的尊重理解與溫暖支持，讓每天晚上九點左右關手機不再與外界連結成為可能。

睡覺時，彷彿有最好的醫生來診斷身體心理問題，有仙丹妙藥治療各種創傷，有清理專家讓髒亂的身心重新恢復秩序，充足的睡眠會讓日常慢慢跟著變化。二〇二二年某天日記有這一段：

在游泳池很慢很慢游，洗澡時不自覺會哼歌，但總是唱了一段時間才發現自己在唱歌。昨夜睡得相當好，很滿足。一次一次確定，原來一個人獨睡，可以這麼圓滿，清晨醒來歡喜，覺得幸福。

這個幸福就這麼簡單，因為一夜熟睡再熟睡，一回又一回，覺得身體徹底清理、復原、重生，再度生機盎然，如同從遠方旅行度假歸來。

睡覺是一個人的旅行，一個人的冒險，一個人的享受。他人當然可以幫忙提供好的睡眠環境，友善安全的氛圍，但最終就是靠自己。入睡表面上是孤獨之旅，卻又不盡然，睡夢中的世界豐富多彩，有時像是去參加一場嘉年華會，因為夢境奇幻變化萬千，有時則萬物靜寂，只要能熟睡一晚，隔日醒來，天花板、牆壁、窗戶、植物、天空、陽光、雨滴、風聲、鳥語、空氣……，周圍一切都友善溫柔地張開手臂歡迎，明白宇宙是寬廣綿延，萬物是相依共存。

想起容易在客廳搖椅上睡著的母親，她小盹醒來看到我們時總不好意思的說「愛睏神來了沒法度」。她把無法克制地進入睡覺狀態推給神，這開啟了我的一個想法。研究至今，我感覺到睡覺時身體所發生的不可思議各種療癒與創造，已經是神的力量，是上帝降臨的神蹟，將睡覺尊為神，專心睡覺就是與神靠近的時刻。睡覺的字意，是否暗示好好睡，才能「覺」知，讓人恢復本來面目，可達到如楊定一所預言的解脫、終極自由？而這本也就是一個人的旅行，無人能代勞。

第十章

找回睡覺本能

寫到此，難以入睡或半夜醒來睡不著的問題已無礙。從剛開始每週有四五個夜晚失眠，之後一個月一個月明顯改善，到了第四個月，每週大概還是會有一晚整夜輾轉難眠，但通常隔天就能將前一日不足的睡眠補回。十個月後，每月大概一兩個夜晚比較難睡，但還是會睡著，已少有整夜淪陷的情況了。而且經常可以一覺天亮，半夜醒來次數大幅減少，有時連睡九小時也沒醒來上廁所，這應該與深睡時間長、身體放鬆有關，每個人都有經驗，緊張焦慮的時候會讓人想上廁所。

睡好睡飽，頂級美容

因為睡不著，抽絲剝繭找原因、找方法，看見了內心的波濤洶湧、鬼影幢幢，同時也看到希望，確定睡不著是可以解決的，生活也會隨著睡覺品質改善而飛揚。一夜好眠、醒來滿足，存在的困境就比較容易迎刃而解。一兩年來除了在電腦專門開睡覺WORD檔，比較有系統地研究這個問題之外，清晨習慣性的隨意日記裡，也經常出現與睡覺有關的記錄，跟著感覺隨意敲打鍵盤。寫，就像一種心靈運動，會喘會痛會流汗，當然就能排毒，更會分泌令人快樂的內腦啡，改變憂鬱焦慮的神經迴路，視野更寬廣清明。

日記清楚記載，決定開始寫睡不著的問題是二〇二一年五月四日這一天，但不到一週就有點效果，五月十日週一清晨日記打在電腦的第一句是：「成功了，一覺天亮。滿足，雙眼皮很漂亮，沒有老態。」那一天我應該很興奮，美好的經驗鼓舞我繼續寫。睡覺是頂級美容醫師；睡好睡飽，臉的皮膚會飽滿有光澤彈性，眼尾就比較不會下垂無力。幾個月後，睡好的體驗更深入，隔年元旦週六清晨日記已有不同的境界，不僅是臉部的變化，體力與心境也明顯好轉，我寫說：

> 很滿足醒來，昨晚不到十點，使用溫熱眼罩，自然睡著，覺得睡了好多回合，每次醒來都像是睡了一整夜。
>
> 許多夢，印象最深的是掃地，那好像是大二、大三租屋的地方，但又不太像，我從廚房開始往外掃，很驚訝怎會堆積有那麼多塵土，也有不少垃圾，怎沒被看見，特別去找大的垃圾袋，我之前也不知道角落裡藏了這麼多黑色的灰塵沙石，舊衣抹布等，不過也很有成就感，雖然清了多次，還是沒清乾淨，但至少發現了。
>
> 這夢一定與深睡有關，象徵身體正在大清掃，甚至是三四十年前的舊塵埃。週三打第二劑疫苗，週四很不舒服，週五好些，但連續兩天都能寫，今天精神已經很

好，左手臂的痛感又輕了一些，很幸運，打完疫苗，能有元旦假期安靜在家休息。

發現、體驗睡覺的美好之後，入睡似乎越來越容易了，睡眠的世界一點不比清醒世界遜色，甚至更有吸引力，熟睡時安靜禪定，進入REM時，有刺激千變萬化的夢境。睡覺不是無感、無意識，已經可以感覺睡覺時生命其實是很豐饒栩栩如生的。突然覺得，如果能這樣看重睡覺，會慢慢更有感知力，自由雲遊潛意識世界。我大膽假設，在這種情況下，也許也能與其他人的潛意識相通交流。那將是一股不可思議的力量。

夢會反映睡覺時身體努力修復偵察問題的歷程、結果、以及對未來的推演，是身體與意識溝通的途徑。我清晨醒來打開電腦必先寫當下浮起的思緒或夢，寫到無感無話或寫到舒暢滿足，有時幾分鐘，也有時超過一小時不等，就看當天有多少時間可寫，隨意寫幾個字，有些事情就理解了，心情總會上揚一些，腦神經逐漸甦醒。

我的筆電幾乎不關機，只設定休眠，早上醒來第一個動作是掀開筆電，到廚房煮開水沖咖啡，回到書桌，點一下螢幕下方WORD，就會出現十幾個正在寫的檔案。通常從日記開始寫，隨便寫，沒有目的，沒有結構，寫起床那一剎那的自己，讓感官大腦雜念可以自由呼吸伸展。這樣的隨意寫，每年會印出來一次，大概一兩百頁，裝訂成冊，然後隨著新年度重新開始。這習慣已經持續二十多年，很少回頭看，當然更不可能給他人看。

為何而寫，自言自語不行嗎？何必一個字一個字打下來？真的也不太清楚，有點像靜坐，也有點像是無目的地走路，邊想邊打或許是思考運動練習，寫的時候，就是舒服的存在，直到無言無字，一天的書寫活動就自然結束。

自從有電腦，就很少手寫了，敲打鍵盤文字跟著思緒出現在螢幕上覺得很神奇，從出國留學至今，每天會在鍵盤上打字的習慣已經維持了三十多年，變成為一件喜歡做的事，即使是被迫的書寫有時也會轉化心情。有一天晚上已經很累了，仍在書桌上吃晚餐，因為不得不寫系所評鑑，抗拒再抗拒，但一寫入就非常投入專心，敲打本身以及有節奏的鍵盤打字聲會帶來快感，真弔詭，有可能有些原來模糊困惑的問題，因為專注就釐清了，身體竟然越來越有活力。只要專心，無論做什麼事，無論一開始是自願還是非自願，都會快樂。

寫能帶動思考與情緒流動，讓我更有力氣去面對抗拒的事，一開始當然不知道會寫什麼，會發生什麼事，對改善睡覺是否有用，只將那當下有感的寫出來，失眠的問題分析與療癒之路就這樣慢慢被開鑿出來。多年來的書寫經驗已很篤定，只要寫自己關心的問題，必會專心，一旦專注，寫的過程就會快樂，帶出的發現與生命的變化也經常令我驚訝不已，就覺得這一刻是與己同在，許多問題也就逐漸理解清楚明白。文字像階梯，像是堆積的土壤，會將自己推到高處，看見更大更完整的自己。

所以，寫當然是研究與問題解決的方法，遇到更嚴重或更嚴肅的問題，寫的動力更強。開始寫睡覺議題約兩個月後，仍陸續有些夜晚睡不著，很挫折，就更用力地寫，任性地在鍵盤上敲打，害怕、挫折、哀怨不平、失落，各種不堪不平的情緒慢慢從指尖流出，心不再擁擠，緊繃的額頭逐漸鬆開。

那晚失眠卻又可愛的自己

這些每日清晨醒來隨著第一杯咖啡毫無章法寫出的文字，不足與外人道，但它們確確實實是我的睡眠治療的一部分歷程。我分享一個拖磨睡不著的夜晚實況，比較容易理解為何隨意書寫可能成為自我治療失眠的方法，也藉此提醒自己未來別得意忘形，別忘記過去睡不著的自己，果真又出現也不要太驚慌。那是剛開始寫睡覺問題第二個月的最後一個週末：

昨晚再度睡不著。十一點時已經睡了，但睡一會兒十二點多又醒來，無名的焦慮感又湧出，又把睡意趕走。這時Bill醒來上廁所，看我房間燈光還亮，主動來問我要不要按摩。我仍有點介意不爽，他今年又忘記我的生日，一定有點心虛。但按摩對我的入睡多半有效，我務實地接受，擱置對他的不滿。

十二點半按摩後，仍無法消除焦慮感，他按摩完就在一旁很快睡著，我仍無法入睡，在床上打坐，有用又沒用，已經多次能注意呼吸，臉頰放鬆，不久睡意就來了，但一躺下就又清醒，身體就被一股無來由的緊張灌滿，無法放鬆，不久明顯地感覺到肚子餓了。晚餐依舊是鮭魚雜菜湯，有加番茄、洋蔥、香菇、薑黃，都是會脹氣的食物，對他似乎都沒影響，但我逐漸從經驗發現，吃完這些食物後必須上一兩次廁所，放出很多氣體，甚至排便後才比較容易入睡。

有點挫折，雖然十二點之後仍無法入睡的次數已經不多，還是有種「又來了」的不耐與焦慮，之前失眠的痛苦都跟著一起回來。

別生氣，別沮喪，反正是週六，也放暑假了，只剩一場口試，可以容許一晚沒睡好，想了一下，乾脆起床，想想能做點什麼，離開床，離開房間，反而比較不焦慮了。

覺得吃個剛買回的芝麻包，喝熱洋柑菊茶加點牛奶，應該會讓又餓又充滿氣體的胃腸放鬆下來。怕吵醒他，抱著沙發上的涼被與床頭書到臥房外面小和室，準備放縱自己。

先將包子放入電鍋，用電熱壺燒一點熱水，到和室繼續讀《所謂的知識份子》這本書，讀到寫海明威生平這一章，這個人的一生行徑實在讓我心神不寧，結果意識更清醒，睡前不能看這種批判對立性強的書，就像不能看有刺激性的新聞。也如同有些食物飲料有助眠讓身體放鬆，但有些卻會刺激感官，讓身體警覺分泌腎上腺素，決定換一本書讀。

想睡不能睡的時候，萬物靜寂，做什麼都不是，孤單、寂寞、無聊、虛無等不舒服的感覺逐漸湧出，能陪伴的只有書了。剛好有一整排書架收藏關於無聊、孤獨的書，取出《開始享受獨處》[17]這本，作者提到有人在山裡隱居二十年，很快樂，容光煥發，非常享受寂靜。我開始看見孤單感、無聊感、寂寞感也是一種內心的喧鬧，反應自己的缺、不足、不安，煩躁，一點也不寂靜。

我一小口一小口慢嚼芝麻包，啜洋甘菊奶茶，吃東西總是會對抗一點無聊孤獨，不想快速吃完，盡量延長進食時間，邊看書，神奇的是，不但開始放鬆了，也有小小的快樂，嘴角會微笑。刷牙後，又將書與涼被抱回臥室沙發，舒服地躺下來繼續讀，等待睡意，體會到夜晚選對書就像選對食物、飲料、伴侶一樣重要。

重讀一年多前的失眠日記，覺得那個深夜在小和室吃芝麻包喝洋甘菊熱奶茶、在燈下閱讀的自己好可愛，即使未來再度失眠也不會那麼怕了。獨處也可以不孤單、不無聊、不寂寞，也可以是完滿無缺的存在。

只要睡不著又來了，就問為何睡不著，追根究底，清晨寫著寫著，皺褶的心就漸平，每天讀寫反思，失眠的夜晚勤追問根源，睡好也會探索原因，窺探內在變化，調整心境，逐日跟著經驗調整作息。這種研究問題、解決問題的方式，讓我聯想到麻省理工教授Schön所研究的「反思性實踐」的實務工作模式[18]，我將睡覺當

17 Sara Maitland（徐昊譯，2016），《開始享受獨處》，台北：時報出版。

18 Schön, D. A. (1983). *The reflective practitioner*. New York, NY: Basic Books.

作一種可學習精進的專業能力來操練。寫是紀錄、思考、與反思的研究平台，也是表達舒緩情緒的通道，我在為自己進行一場改善睡眠的行動研究。事實上，睡眠品質從第二個月就已明顯改善，但擔心復發，不敢就這樣放下，仍感覺到心有千千結，繼續深入總會有所發現，像是在解鎖，一個一個打開，釋放關在體內的恐懼幽魂，這過程竟然持續了整整兩年。

我總相信，事出必有因，一路追查搜尋相關資料閱讀對話，無數次的自我質問分析，睡覺本能是如何被破壞，又該如何修復，想找出問題原因，想讓睡不著的問題消失。只是，寫與說同樣會自我欺瞞、會掩飾、會防衛，經常在外圍打轉許久，怎樣也進不去核心。還好，已經被打出來的文字，可以一遍一遍被閱讀，只要隔日、隔週、隔月、隔年或再隔多年重讀，通常會看到一些破綻缺口，總會察覺到自己的粉飾與不誠實，或者邏輯不通歸因謬誤。只要能看見、能招認，與自己的關係總會放鬆一點，入睡能力就自然增強。否認、逃避、防衛、欺瞞都是緊張焦慮的來源。

瘟疫讓世界轉動瞬間慢下，然而持續三年多的疫情反而讓我有喘息的機會，而且這回並非一個人離群索居，而是大家都「一起」、「集體性」地離群索居，反而沒有壓力，沒有孤單感。也因此比較有時間面對自己，不但改善了睡不著問題，而且喜歡上睡覺、享受睡覺，像是被邀請進入一個奧妙神秘的國度、一個神聖的殿堂，很光榮。祂讓我體會什麼是寧靜致遠，宇宙的無窮。

深睡過後的 REM 睡眠期，夢境通常更清晰，能量更強大地穿梭時空，讓不同的自我出場、奔放，每個夜晚都有不同的經歷，精彩夢幻。美好的人生不一定要往外尋求取得，讓身體徹底睡覺休息，清理修補空空洞洞，細胞修復重生，醒來耳聰目明，世界自然金光閃閃。

人生無常，此刻的安穩或許也是暫時，清楚未來的歲月，因著年紀增長身體衰老，挑戰更大，更多的老病離別就在前方等著，但求下回睡不著時不會太兵荒馬亂。一個問題接連另一個問題寫，一回又一回的自我分析，搜尋他人的研究與經驗，就像幫自己打一劑又一劑的疫苗，雖然生存的威脅恐懼就像病毒，不可能消失，但盡力過好每一天，還是可為。

第十一章

結語：睡覺是英雄之旅，是自由之地

因嚴重失眠身心皆面臨崩解邊緣，求生意志帶著我一路追蹤探究為何會難入睡，怎麼發生、怎麼開始的。外顯因素是工作壓力、人際關係、身體狀態與社會大環境變動，然而，這些狀態與過去的挫折、驚慌、與創傷經驗所造成的身體記憶、內化的價值、矛盾衝突、負面思考模式以及不恰當的防衛方式有很深的連結，會彼此共振。雖然過去發生的事不能改變，但如何影響此刻的我則是變動的，覺察本身就是改變的開始。對於他人與周圍環境，我們能影響的很有限，但轉身盤點自己的欲望，改變認知思考模式，建立比較健康的生活習慣，絕對綽綽有餘。睡不著必有因，好睡也一定有方法，勇敢地直視自己，同時不斷嘗試體驗反思，找出最適合自己的入睡方式，失眠問題自然會改善。

努力追求自由的我

開始在大學教書那年，學生曾問我人生最重要的價值是什麼，我想了一兩秒，就在黑板上用力寫下「自由」兩字，然後激動地向學生演講好幾分鐘，強調自由得靠自己去爭取。一生努力再努力就是為了自由，不僅財務自由、人際自由、精神自由。有意識以來，總深怕無知，深怕貧窮，深怕被操控壓迫。當然，那時我還不太清楚，極度渴望自由的我，還是相當不自由，以為站在講台上的我已經走在學生的前頭，卻不知那個「用力」、「激動」想表達的自己，背後仍被不自由深度綑綁，仍在掙扎奮戰中。

此刻想來，當時我對自由的理解相當膚淺，學術生涯才剛起步不久的我，其實內心的焦慮不安可能一點也不比二十歲左右的大學生少。每次上課前我還是忐忑的，擔心學生沒反應，擔心學生的評價，怕自己課沒上好，心虛對所教的知識一知半解。除了教學，在背後追趕的還有研究計畫與期刊論文發表以及學校各種大小工作挑戰。原來我的自由是這麼脆弱，只要工作無法勝任，自由也隨之離去。

二十餘年來在大學任職，我相當投入工作，參與社會，也到處旅行，有時忙得不亦樂乎，有時戰戰兢兢，有時緊張又累到快死掉，而這時候親密關係通常又特別糟。外面事業成功的女性，未必能在家庭生活得意，反而內外交迫，身心俱疲萬念俱灰是常有。我多次因為耗竭而進入禪堂閉關靜坐數日，禪修對調養身心恢復能量相當有效，只是禪修過後總不到幾月甚至只幾週，故態就會復萌。然後，一年又一年過去，年紀漸長，體力漸衰，就在接近六十歲之際，失眠問題大爆發，這期間還得繼續馬不停蹄工作，無法即刻放下，才知道與自由的距離有多遠，睡不著的夜晚等於一切都回到零點。

因為學校教育以及持續的讀書習慣，才知道許多人過著與我完全不同的日常，人外有人，天外還有天，走得越遠，看得越多，覺得自己越渺小，在一連串的比較下，自己也幾乎被比光了。讀書走天涯，一方面貪婪飢渴地汲取，表面上是在找自己，卻也同時被知識、被他者附身而失去自己。在大學殿堂，在電光四射的曼哈頓，在靜止無聲的禪堂，在自言自語的打字世界裡，都同樣是在找自己，然而覺得自己不足、不夠好的焦慮，總如影隨形，陰魂不散。

原本以為我有「自由意志」選擇生活方式，睡不著問題讓我看見「自由意志」背後埋伏了一層又一層的隱形操手。

曾以為學業、愛情、工作、經濟、人際關係、生涯發展、學術、藝術、正義、愛、善與美等自我精進修練，應該就是通向自由自在的途徑，一度也以為自己越來越靠近了。但我可能太貪婪，或是仍有更深的不安，例如對無聊、孤獨、死亡的恐懼，驅使著我想什麼都擁有，每天匆忙趕路計較每分每秒，患得患失而難以入睡，當身體瀕臨崩解時，連自由的尾燈都看不見。

不停地努力、用力，大腦彷彿患了過動症，停不下來，好像穿著紅鞋不斷跳舞、不知道自己腳下是一雙魔鞋的女孩。數十年來致力爭取看得見的東西，知識、工作、技能、存款、親密關係、編織人際網絡……，大概一直覺得自己渺小、隱形、無舉足輕重，必須很用力吶喊才可讓人聽到我的聲音，很多的擁有才能證明存在，壞脾氣可能是這樣來的也說不定。

或許會主修社會學與發展心理學，讀人類歷史、社會心理學、讀天、讀地，都與這根深柢固的潛在不安有關。回想諸多張力十足的畫面，不禁心驚膽顫，夜晚難以入眠，也只是剛好而已，能一路平安活下來，已是英雄了。

純粹地存在，無需任何條件

無名的缺，像黑洞，總是填不滿，最終還是得從肉體感官來滿足，最終還是得透過覺知頓悟來補洞，是從自身長出，而非一直向外求取。自己一定有什麼，是怎樣也無法與他人相比，怎樣也比不掉的，他們一直都在，只等我開眼看見而已，我彷彿已經靠近，已經感覺到，卻又觸摸不著，看不清全貌。

我想，我仍然是很努力才拉近與睡覺的距離，只是這回方向態度有點不同，不是去抓取什麼，而是一連串還原的動作，一個一個放，放掉情緒，放掉轉不停的意念，放掉過量的工作，甚至放掉曾是堅固如山的價值信念，逆向挑戰過去習性。不畏懼地問自己在怕什麼，為何睡不著，直接向內看，多一點誠實，多一點招認，那些害怕總會減弱力道，體內的幽魂得以現身，長出翅膀，歡喜飛向天空。

睡好睡飽醒來時，身輕腦鬆心滿意足，不會覺得自己不夠好或什麼事沒做好，也不缺什麼，一切都好，與周圍人事物和諧不費力，才真正領悟對他者的不滿通常是自己不安匱乏的投射。原來睡覺不僅是讓身體排除體內廢物，也能找回所謂的自己，那個理所當然的存在，不須要完成什麼目標才值得活的自己。睡好醒來時覺得什麼都好，這就是夢想的自由，存在本身這麼地純粹，不需任何條件。

從來沒有料想到勤練最基本的睡覺功夫能直達自由之境，距離自由這麼近，它就在眼前，就在每日的夜晚。能睡得深，睡得熟，睡得夠，張開眼睛自然微笑，就是了不起的成就。曾閉關自學五年的神話學家坎伯如詩般的描述何謂英雄之旅，他說英雄之旅在於[19]：

發掘心靈的不同層次
讓它開放，開放，再開放

直到揭開你自性的奧秘為止

……

關鍵在於找出

你心中那個寧靜的所在

這解構了我對英雄的迷思。濟世救人、豐功偉業是英雄，但不用做什麼，不用成為什麼，僅是揭開自性奧秘也是英雄。而且，原本覺得英雄在天邊遙不可及，畢竟要揭開「自性」，禪宗的「明心見性」、「開悟」境界，是難如登天，只有少數人能因專注在宗教、文學藝術、科學研究、行善、大自然等世界裡忘我，才能體驗與萬物合一和諧平靜的狀態。

然而，這兩年多的觀察體驗發現，夜晚幾小時的好眠，常有種開放、開放、再開放，空間無邊，時間無限，經常夜裡醒來完全不知身在何處，也不知何年何月。也許找出心中的寧靜所在並不難，英雄之旅無須去遠方，就在此時此地，生命本來

19 Diane K. Osbon（朱侃如譯，1997），《坎伯生活美學》，台北：立緒文化。

面目就在深睡裡。

（全文完）

致謝

感謝此書陪我面對睡不著的恐懼，並且幫助我恢復「睡覺本能」。

兩年多前爆發了失眠危機，開啟「睡不著」的研究與自我分析。一年後初稿完成，睡眠質量穩定了，但還是每天打開檔案修修改改、不敢放手，深怕失眠復發；結果又繼續琢磨文稿一年多。事實上，每一次的修稿都是再一次自我檢視：是否心虛不真？是否仍想遮蓋掩藏什麼？是否不公平地對待自己以及周圍人事物？這幾乎是一場「內在革命」了。

書將出版前夕，夜晚入睡已不慌不費力，只耐心地等睡意來，就像肚子餓了就進食一樣地自然。

我曾猶豫是否要公開與失眠搏鬥的經驗——母親經常教誨，有些事只能默默做，不可張揚告知天下——深怕公開之後，此時此刻的好睡好眠會消失，再度陷入失眠的泥沼。持續穩定的睡好和自我探索，讓我克服了這層擔憂。大量調查研究指證，失眠問題是公共衛生問題，是伴隨人類文明發展的副作用，我並非唯一受苦的人，有類似經驗的人應彼此支持、分享有用資訊與實戰經驗，無須孤單面對。睡覺是天經地義，是活著的必須，不該被剝奪，希望此書能提醒你我重視睡覺。

感謝啟示出版彭之琬總編輯的信任，繼出版《好好存在》、《與己同在》之後再度合作，這本書應該是「好好存在」系列第三部曲：質量足夠的睡眠是好好存在必要條件，卻最容易被忽略。這回因與彭總編在茶屋的餐敘而激發這場行動研究，深入研究長期以來難以入睡的困擾，她是書誕生的關鍵人。

由於擔憂我不吃藥的頑固，會誤導失眠朋友延誤就醫、對醫療產生偏見，因此特別邀請陳俊霖與賴盈青兩位精神醫師朋友助陣——他們和失眠患者有豐富的接觸與治療經驗。如同陳俊霖醫師所言，醫學已經很發達，有各種不同的藥物協助病人改善睡眠問題，沒必要走這麼遠的路。但我太好強（或者是太怕依賴藥物）而沒有去看醫生、不願意進入醫療體系用藥物解決，改走了他們口中另類又艱難的路。

還好，朋友就是朋友，在這樣的尷尬處境下，還是答應寫專文推薦，而且寫得真好：對自己專業自信堅定，卻又能理解肯定我的執著，更深知失眠背後所蘊藏的複雜糾葛與精神上的矛盾。我有被他們同理懂得的驚喜與感動。

每個大學都會要求教授有研究產出。然而以「非制式學術格式」文體寫書出版，算不算是學術研究？能否獲得學校的學術認定？此議題在學術獎勵委員會審查我前一本著作《好好存在》時引發委員們的討論，感謝暨大人文學院院長陳佩修教授的辯護並為本書撰文推薦。我先前出版的三本書皆獲得校方學術肯定與獎勵，感恩大學自由開放的學術氛圍。

我心目中的學術工作是追求真相，我興趣於理解人事物運作的道理，例如：人的一生如何發展？人如何成為此刻的模樣？人必須面對的問題是什麼？如何好好存在？如何相互共存？而我就是一個人，當然是想研究、應該研究的對象之一——認識自己是理解他人的基礎。而且，自我探索、理解、頓悟、發現、創造發明、解決存在危機，這些未知挑戰多數是沒有「既有格式」、沒有SOP標準流程，而是重新創造、重新設定新的格式和新的流程。有時，既有學術格式反而成為探尋真相、解決問題、創新的巨大障礙。此外，在一定格式下寫出的文本易流於無趣無聊，少有人閱讀，知識產出無法讓多數人獲益。

感謝大哥汪明宗攝影家提供作品當封面。記得我讀小學時，大哥就開始迷戀照相，黃昏騎著腳踏車追逐夕陽拍日落，冬夜到田尾燈火通明的菊花田拍夜景，清晨四處找個好地點守候日出。但身為長子，他又很認份地跟隨父親守住家族事業，娶妻生子創造美麗的家庭，讓父母安心，攝影永遠是業餘。直到他七十歲終於正式出場，辦了兩次攝影展，作品全被搶購收藏做公益。他對荷花的愛是全面、無分別的，無論是盛開或凋零，無論是豐盈綠葉或殘枝枯葉，無論日出時分或夕陽西下，在他的眼裡都有獨特的美，耐心守候、尊重、了解、欣賞與無限包容是他的底蘊。他的人生實踐與藝術美學是一致、豐富彼此的，作品才能多元厚實又和諧溫柔，有著大地的味道，這種「本真」（authenticity）的美是學院教育很難教的。對他而言，荷塘是宇宙的小縮影。我心想，身體不也是個小宇宙，睡覺不也是一種藝術？

感謝慷慨與我分享失眠經驗的蔡佩真主任；幫我閱讀初稿修改錯別字的覃書儀助教，夢友周雅蘭、林舒悠；感謝給予評論的汪冠廷藝術家、李叢安實習心理師。

感謝研究睡眠的專家前輩們，在孤單的失眠夜晚有懂自己狀況的書陪伴，很受用。

感謝將這本書買回家、買來當禮物助人，鼓勵我繼續寫書的書友們。

感謝Bill先生（Dr. William R. Stimson）的作伴與示範，他不僅重視睡覺且忠誠不已——睡覺時間一到一切都可抛，真實做自己。我過去常為了工作與人際關係犧牲睡眠，兩人因作息差異太大相互干擾而吵鬧不休，我指責他自私無情，他控訴我不夠尊重睡覺。沒想到我開始練習將睡覺擺第一的「自私無情」——關門、關手機、專心入睡六親不認——睡飽睡足之後，與他長期的衝突竟然就消失大半，相當驚喜睡覺的療癒力量這麼大。

感謝我的父親、母親、我的親人。將自己從小至今內外翻轉幾回，不斷地看見更多家人的美及給我的養分。

點點滴滴的美好關係都是溫暖安心好睡的泉源，沒有大家的同在，我不會是今日的我。

汪淑媛二〇二三夏，于木女學堂

國家圖書館出版品預行編目資料

找回睡覺本能——我為什麼睡不著？如何自我復元？/汪淑媛著. -- 初版. -- 臺北市：啟示出版：英屬蓋曼群島商家庭傳媒股份有限公司城邦分公司發行, 2023.09
面；　公分. -- (Talent系列；58)

ISBN 978-626-7257-19-7 (平裝)

1.CST: 睡眠 2.CST: 睡眠障礙症 3.CST: 失眠症 4.CST: 心理衛生

411.77　　　　112012773

啟示出版線上回函卡

Talent系列58

找回睡覺本能 ——我為什麼睡不著？如何自我復元？

作　　者／汪淑媛
總 編 輯／彭之琬

版　　權／吳亭儀、江欣瑜
行　　銷／周佑潔、周佳葳
業　　務／賴正祐、吳藝佳
總 經 理／彭之琬
事業群總經理／黃淑貞
發 行 人／何飛鵬
法 律 顧 問／元禾法律事務所 王子文律師
出　　版／啟示出版
臺北市104民生東路二段141號9樓
電話：(02) 25007008　傳真：(02)25007759
E-mail:bwp.service@cite.com.tw
發　　行／英屬蓋曼群島商家庭傳媒股份有限公司城邦分公司
台北市中山區民生東路二段141號2樓
書虫客服服務專線：02-25007718；25007719
服務時間：週一至週五上午09:30-12:00；下午13:30-17:00
24小時傳真專線：02-25001990；25001991
劃撥帳號：19863813；戶名：書虫股份有限公司
讀者服務信箱：service@readingclub.com.tw
城邦讀書花園：www.cite.com.tw
香港發行所／城邦（香港）出版集團
香港灣仔駱克道193號東超商業中心1F　E-mail: hkcite@biznetvigator.com
電話：(852) 25086231　傳真：(852) 25789337
馬新發行所／城邦（馬新）出版集團【Cite (M) Sdn Bhd】
41, Jalan Radin Anum, Bandar Baru Sri Petaling, 57000 Kuala Lumpur, Malaysia.
Tel：(603)90563833　Fax：(603)90576622　Email：services@cite.my

封 面 設 計／李東記
封 面 攝 影／汪明宗
排　　版／芯澤有限公司
印　　刷／韋懋印刷事業有限公司

■2023年9月5日初版　　Printed in Taiwan

定價380元

城邦讀書花園
www.cite.com.tw

 ISBN 978-626-7257-19-7

廣　告　回　函
北區郵政管理登記證
北臺字第000791號
郵資已付，免貼郵票

104　台北市民生東路二段141號2樓

英屬蓋曼群島商家庭傳媒股份有限公司城邦分公司　收

請沿虛線對摺，謝謝！

請號：1MB058	書名：找回睡覺本能

請於此處用膠水黏貼

啟示 Apocalypse Press 出版

讀者回函卡

感謝您購買我們出版的書籍！請費心填寫此回函卡，我們將不定期寄上城邦集團最新的出版訊息。

姓名：______________________ 性別：□男 □女

生日：西元__________年__________月__________日

地址：______________________________

聯絡電話：__________________ 傳真：__________________

E-mail ：

學歷：□ 1. 小學 □ 2. 國中 □ 3. 高中 □ 4. 大學 □ 5. 研究所以上

職業：□ 1. 學生 □ 2. 軍公教 □ 3. 服務 □ 4. 金融 □ 5. 製造 □ 6. 資訊

□ 7. 傳播 □ 8. 自由業 □ 9. 農漁牧 □ 10. 家管 □ 11. 退休

□ 12. 其他______________________________

您從何種方式得知本書消息？

□ 1. 書店 □ 2. 網路 □ 3. 報紙 □ 4. 雜誌 □ 5. 廣播 □ 6. 電視

□ 7. 親友推薦 □ 8. 其他______________________________

您通常以何種方式購書？

□ 1. 書店 □ 2. 網路 □ 3. 傳真訂購 □ 4. 郵局劃撥 □ 5. 其他______

您喜歡閱讀那些類別的書籍？

□ 1. 財經商業 □ 2. 自然科學 □ 3. 歷史 □ 4. 法律 □ 5. 文學

□ 6. 休閒旅遊 □ 7. 小說 □ 8. 人物傳記 □ 9. 生活、勵志 □ 10. 其他

對我們的建議：______________________________

____

____

【為提供訂購、行銷、客戶管理或其他合於營業登記項目或章程所定業務之目的，城邦出版人集團（即英屬蓋曼群島商家庭傳媒（股）公司城邦分公司、城邦文化事業（股）公司），於本集團之營運期間及地區內，將以電郵、傳真、電話、簡訊、郵寄或其他公告方式利用您提供之資料（資料類別：C001、C002、C003、C011 等）。利用對象除本集團外，亦可能包括相關服務的協力機構。如您有依個資法第三條或其他需服務之處，得致電本公司客服中心電話 02-25007718 請求協助。相關資料如為非必要項目，不提供亦不影響您的權益。】

1.C001 辨識個人者：如消費者之姓名、地址、電話、電子郵件等資訊。

2.C002 辨識財務者：如信用卡或轉帳帳戶資訊。

3.C003 政府資料中之辨識者：如身分證字號或護照號碼（外國人）。

4.C011 個人描述：如性別、國籍、出生年月日。

請於此處用膠水黏貼